Wafaa K.A. Fathi
Mohammed K. Hasouni

O Efeito Local da Administração de Calcitonina e Alendronato em Defeitos Ósseos

Wafaa K.A. Fathi
Mohammed K. Hasouni

O Efeito Local da Administração de Calcitonina e Alendronato em Defeitos Ósseos

O Efeito da Administração Local de Calcitonina e Alendronato em Defeitos Ósseos Criados Cirurgicamente em Ovinos

ScienciaScripts

Imprint
Any brand names and product names mentioned in this book are subject to trademark, brand or patent protection and are trademarks or registered trademarks of their respective holders. The use of brand names, product names, common names, trade names, product descriptions etc. even without a particular marking in this work is in no way to be construed to mean that such names may be regarded as unrestricted in respect of trademark and brand protection legislation and could thus be used by anyone.

Cover image: www.ingimage.com

This book is a translation from the original published under ISBN 978-3-659-86439-1.

Publisher:
Sciencia Scripts
is a trademark of
Dodo Books Indian Ocean Ltd. and OmniScriptum S.R.L publishing group

120 High Road, East Finchley, London, N2 9ED, United Kingdom
Str. Armeneasca 28/1, office 1, Chisinau MD-2012, Republic of Moldova, Europe
Managing Directors: Ieva Konstantinova, Victoria Ursu
info@omniscriptum.com

Printed at: see last page
ISBN: 978-620-8-52898-0

ÍNDICE DE CONTEÚDOS

AGRADECIMENTOS

Em nome de Deus, o mais clemente, o mais misericordioso

Antes de mais, o meu profundo agradecimento a ***Deus Todo-Poderoso*** *que me deu paciência e fé para terminar esta tese.*

A minha gratidão vai para a memória do meu pai, que esteve sempre ao meu lado e me encorajou a ultrapassar o stress do trabalho através de uma clemência e compaixão avassaladoras durante todo o período da sua vida.

Agradeço à ***MINHA FAMÍLIA*** *pela sua paciência, encorajamento e apoio ilimitados. Nunca teria sido capaz de terminar a minha dissertação sem a paciência, a ajuda e o apoio do meu marido.*

Estou grato ao meu supervisor, ***Dr. Mohammed K. Hasouni****, pela sua amável cooperação, apoio ilimitado e orientação científica.*

Os meus sinceros agradecimentos ao antigo Reitor da Faculdade de Medicina Dentária, ***Dr. Tahani A. Al-Sandook****.*

Apresento o meu profundo respeito ao Dr. ***Talal H. Al Salman****, Diretor da Faculdade de Medicina Dentária, pelo seu apoio aos estudantes de pós-graduação.*

Estou profundamente grato ao Diretor da MAXFACS, ***Dr. Zaydoon Mahmood****, e a todos os superiores do departamento pela assistência amável que me prestaram.*

Devo a minha gratidão ao pessoal do Departamento de Patologia Oral, pela sua cooperação, com um agradecimento especial à ***Dra. Manar Muthafer*** *pelo seu apoio e orientação.*

Agradecimentos especiais ao ***Dr. Wael T. Al-Wattar,*** *pelo seu apoio, e ao* ***Dr. Karam jazrawi*** *pela sua ajuda nos processos estatísticos.*

Gostaria de agradecer a ***Omar Meisar,*** *o veterinário, pela sua ajuda durante o trabalho.*

Os meus agradecimentos especiais vão para o pessoal do Departamento de

Radiografia do Hospital IBN SENA, pela sua cooperação.

Por último, gostaria de agradecer ao Governo do Curdistão pela sua cooperação.

Wafaa Khalil A. Fathi

RESUMO

Antecedentes: A regeneração óssea é um objetivo importante na prática clínica dentária e tem sido utilizada para diferentes aplicações. A ação anabólica de um agente anti-reabsortivo para promover a formação óssea e evitar uma maior perda óssea é uma abordagem teoricamente atraente para restaurar a massa óssea. A capacidade do Alendronato (ALO) e da Calcitonina de salmão (sCT) para afetar a osteogénese óssea quando utilizados sistematicamente levanta questões naturais, se a influência local de ambos os fármacos poderia melhorar a regeneração óssea em modelo animal controlado.

Objectivos do estudo: Este estudo foi realizado para avaliar a eficácia da aplicação local de ALO e sCT em defeitos ósseos criados cirurgicamente na tíbia de ovelhas por meio de análise bioquímica, radiográfica, densitométrica e avaliação histológica dos defeitos ósseos.

Materiais e métodos: Foram utilizados neste estudo 11 ovinos machos, divididos em 3 grupos: controlo (n=3); as amostras dos defeitos foram 36, animais tratados com sCT (n=4); as amostras dos defeitos foram 64 e animais tratados com ALO (n=4), as amostras dos defeitos foram 64. Os animais foram acompanhados às 2, 4, 8 e 12 semanas. Em cada animal, foi criado um defeito ósseo padronizado de 5 mm com uma broca de trefina padrão na tíbia da ovelha. Os materiais testados foram aplicados localmente através de uma esponja de gelatina no defeito nos grupos experimentais, enquanto no grupo de controlo, o defeito foi deixado vazio. O sangue foi colhido para estimar a osteocalcina sérica e a fosfatase alcalina específica do osso na linha de base e nas 24 horas, 72 horas e 7 dias de pós-operatório. Os marcadores bioquímicos são medidos por meio de ELISA. As amostras foram recolhidas ao longo dos períodos de referência do estudo para exame radiográfico, avaliação da densidade óssea e avaliação histopatológica.

Resultados: A osteocalcina sérica e a fosfatase alcalina específica do osso revelaram uma tendência para aumentar nos grupos experimentais quando comparados com o grupo de controlo. A análise de imagens radiográficas revelou um aumento na quantidade de formação óssea de ambos os grupos testados em relação ao grupo de controlo às 4 th (p=0,001) e 8 th semanas (p=0,000). A densidade óssea indicou que a maturação óssea dos grupos tratados com ALO e sCT foi mais rápida do que a do grupo de controlo em cada intervalo de tempo, com superioridade para o grupo tratado com ALO na 12.ª semana após a cirurgia. Histologicamente, verificou-se que a cicatrização óssea foi significativamente acelerada nos grupos experimentais em comparação com o grupo de controlo às 4 e 8 semanas de pós-operatório.

Conclusões: Dentro dos limites do estudo, os resultados bioquímicos, histológicos, radiológicos e de densidade óssea mostraram que a administração local de ALO e sCT pode ser eficaz na aceleração da formação de novo osso em defeitos ósseos cirúrgicos. No entanto, a utilização local de ALO e sCT pode alcançar uma nova dimensão na cirurgia dentária num futuro próximo.

LISTA DE ABREVIATURAS

ALO	Alendronate
ALP	Serum alkaline phosphatase
AMP	Adenosine mono phosphate
ASBMR	American Society for Bone and Mineral Research
ATP	Adenosine triphosphate
BALP	Bone Specific Alkaline Phosphatase
BMD	Bone mineral density
BMPs	Bone morphogenetic proteins
BMUs	Basic multicellular units'
BMUs	Basic multicellular units
BPs	Bisphosphonates
CSF-1	macrophage colony stimulating factor
CT scan	Computed tomography scan
DEXA	Dual energy x-ray absorptiometry
DR	Digital radiography
ECM	Extracellular matrix
eCT	Eel calcitonin
EIA	Enzyme immunoassay
ELISA	Enzyme-linked immunosorbent assay
FDA	Food and Drug Administration's
FGFs	Fibroblast growth factors
Gla	γ -carboxyglutamic acid
hCT	Synthetic human calcitonin
HU	Hounsfield units

IGF	Insulin growth factors
IL-1α	Interleukin
INF-γ	Interferon-γ
IRMA	Immunoradiometric assay
MSCs	Mesenchymal cells
NBPs	Nitrogen containing bisphosphonates
OC	Osteocalcin
OC-HRP	Horseradish peroxidase
OD	Optical density
ONJ	Osteonecrosis of the jaw
OPG	Osteoprotegrin
pCT	Procine calcitonin
PDGF	Platelet-derived growth factor
PGs	prostaglandins
QCT	Quantitative computed tomography
QUS	Quantitative ultrasound
RANKL	Receptor Activator for Nuclear Factor κ B Ligand
sCT	Salmon Calcitonin
TAP	Total alkaline Phosphatase
TGF-β	Transforming growth factor
TRAP	Tartrate-resistant acid phosphatase
VEGF	Vascular endothelial growth factor
WHO	World Health Organization

CAPÍTULO 1

Introdução

O osso é um material com uma estrutura única que tem sido objeto de numerosos estudos, não só devido à sua estrutura única que tem a capacidade de se remodelar ao longo do tempo, mas também porque este processo de remodelação tem lugar para alterar as propriedades mecânicas para satisfazer os requisitos do osso no corpo (Maxwell, 2012).

Em geral, o osso tem uma boa capacidade de cicatrização e a grande maioria dos defeitos ósseos, quando estimulados por condições biológicas e microambientais bem equilibradas, cicatrizam espontaneamente (Reichert *et al.,* 2009). No contexto clínico, a forma mais comum de regeneração óssea é a cicatrização de fracturas, o osso é regenerado com as suas propriedades pré-existentes amplamente restauradas, e com o osso recém-formado sendo eventualmente indistinguível do osso adjacente não lesionado (Dimitriou *et al.,* 2011).

Mesmo com os avanços na cirurgia oral e maxilofacial e na tecnologia relacionada, as fracturas ósseas nem sempre cicatrizam com sucesso (Balasundaram *et al.,* 2012). A cicatrização de defeitos ósseos é considerada um desafio para os profissionais de saúde (Pecora *et al.,* 1997). Tem-se registado um aumento acentuado do número de estudos relacionados com a regeneração óssea, na tentativa de obter novos conhecimentos que possam ser aplicados aos procedimentos de reconstrução cirúrgica (Chesmel *et al.,* 1998), à reparação óssea (Salata *et al.,* 1998) e à utilização de implantes (LeGeros e Craig, 1993).

A intervenção cirúrgica para correção de um defeito ósseo ou remoção de patologia, de forma a proporcionar um melhor prognóstico, é comum na prática clínica da periodontia, cirurgia oral e endodontia (Tasman *et al.,* 2006). Atualmente, os estudos clínicos e experimentais mais recentes têm-se centrado na aceleração da formação e maturação do osso regenerado, com o objetivo de encurtar o período total de tratamento. Com este objetivo, a utilização de modalidades adjuvantes, tais como o transplante de células progenitoras, a administração de factores de crescimento, bisfosfonatos, hormonas, aplicação de matriz óssea desmineralizada, sulfato de cálcio e ferramentas electrofisiológicas, foi amplamente investigada, tendo sido alcançados resultados de sucesso (Pampu *et al.,* 2006).

O tratamento de defeitos ósseos é o problema mais desafiante, muitos investigadores tentam encontrar materiais ou fármacos que possam melhorar a cicatrização óssea com uma apreciação dos aspectos fundamentais das respostas dos tecidos aos materiais e fármacos (Mousavi *et al.,* 2010; Rezaie, *et al.,* 2011). Os cirurgiões-dentistas têm procurado meios de estimular a osteogénese em defeitos dos maxilares, que podem ser tão incapacitantes do ponto de vista funcional e estético (Gomes *et al.,* 2001).

Entre estas modalidades, os bifosfonatos (análogos sintéticos do pirofosfato), que são agentes anti-reabsortivos, têm sido utilizados no tratamento de defeitos ósseos e demonstraram ser eficazes na aceleração da regeneração óssea. O alendronato de sódio é um dos bisfosfonatos potentes (BPs) que demonstrou inibir a reabsorção óssea através de um efeito direto na função dos osteoclastos e na promoção da atividade osteoblástica, que acelera a formação óssea (Goodship *et al.,* 1994). Vários investigadores utilizaram BPs sistemicamente para a aceleração da formação óssea durante a fase de consolidação da osteogénese de distração (Little *et al.,* 2001; Evans *et al.,* 2003) e fixação de implantes (Wermelin *et al.,* 2008; McKenzie *et al.,* 2011). Relataram que estes medicamentos melhoraram a quantidade e a densidade mineral óssea, aumentaram a resistência do osso regenerado e diminuíram a taxa de reabsorção óssea.

Recentemente, os investigadores têm tendido a utilizar hormonas para prevenir ou minimizar a reabsorção óssea e acelerar a formação óssea após a cirurgia. Entre estes agentes encontra-se a calcitonina de salmão, um dos primeiros agentes anti-reabsortivos disponíveis, que está disponível como agente terapêutico para doenças ósseas metabólicas há mais de 30 anos. Esta hormona favorece a formação óssea, inibe a atividade osteoclástica e previne a osteopenia (Almeida *et al.*, 2007; Simone *et al.*, 2010).

Muitos estudos baseiam-se na utilização de BPs sistémicos e Calcitonina na cicatrização de fracturas para acelerar os eventos e fortalecer o osso. Tanto quanto é do nosso conhecimento, existem dados limitados que comparam estes dois materiais no que respeita à quantidade de formação óssea se administrados localmente em defeitos ósseos, e os efeitos são controversos. No presente estudo, colocámos a hipótese de que o bisfosfonato e a calcitonina aumentariam a formação óssea se fossem aplicados localmente no defeito ósseo da tíbia de ovelha. Isto poderia acontecer através da obtenção de uma concentração local elevada, que inibe a absorção óssea pelos osteoclastos de forma mais eficaz do que a obtida pela administração sistémica, com a vantagem da ausência dos efeitos adversos da administração sistémica.

Objectivos do estudo

Os objectivos do presente estudo centraram-se nos efeitos benéficos do Alendronato de sódio e da Calcitonina administrados localmente na cicatrização de defeitos ósseos, o que foi conseguido através de várias medidas de avaliação do processo de cicatrização.

- *Avaliar a eficácia do Alendronato de sódio e da Calcitonina de Salmão nos marcadores bioquímicos da remodelação óssea através da estimativa do nível dos marcadores de formação óssea (Osteocalcina e Fosfatase Alcalina Específica do Osso).*

- *Avaliar os efeitos do Alendronato de sódio e da Calcitonina de Salmão administrados localmente na densidade mineral óssea (DMO) do osso recém-formado em defeitos ósseos criados cirurgicamente na tíbia de ovelhas.*

- *Avaliar radiográfica e histologicamente a quantidade de formação de novo osso relacionada com a aplicação de dois fármacos terapêuticos anteriores no processo de cicatrização para o tratamento clínico de defeitos ósseos da tíbia.*

CAPÍTULO 2

Revisão da literatura

2.1 Osso

O osso é um dos maiores órgãos do corpo. Cerca de 5 a 10 % do débito cardíaco é canalizado para ele. O osso tem muitas funções: através do seu suporte biomecânico e do armazenamento de cálcio, protege os órgãos vitais e permite a locomoção, bem como a hematopoiese e a homeostase do cálcio. É composto por biomateriais visco-elásticos, dos quais 10% são células e 90% é uma substância matricial, que contém materiais orgânicos e inorgânicos (Nick *et al.,* 2011).

2.1.1 As formas dos ossos

Os ossos são classificados em quatro grupos, de acordo com as suas formas e funções correspondentes:

1. **Ossos longos:** são visivelmente mais compridos do que largos. Servem como alavancas rígidas que são acionadas pelos músculos esqueléticos para produzir movimentos corporais. Ossos longos como o úmero do braço, o rádio e o cúbito do antebraço, o fémur da coxa, a tíbia e o perónio da perna. São constituídos por uma haste (diáfise) situada entre duas cabeças denominadas epífises. A diáfise é constituída por osso compacto e oco de medula óssea. As epífises são constituídas por osso esponjoso coberto por uma fina camada de osso compacto (Saladin, 2003).

2. **Ossos curtos**: são mais semelhantes em comprimento e largura. Incluem os ossos do carpo (pulso) e do tarso (tornozelo). Têm um movimento limitado e apenas deslizam uns sobre os outros, permitindo que os tornozelos e os pulsos se dobrem em várias direcções. São constituídos por osso esponjoso coberto por uma fina camada de osso compacto (Saladin, 2003).

3. **Ossos planos:** envolvem e protegem os órgãos moles e fornecem superfícies amplas para a fixação dos músculos. Incluem a maioria dos ossos do crânio e as costelas, o esterno, a omoplata e o osso da anca. É formado por osso esponjoso

coberto por osso compacto fino (Scanlon, 2007).

4. **Ossos irregulares:** têm formas elaboradas que não se enquadram em nenhuma das categorias anteriores. Incluem as vértebras e alguns dos ossos do crânio, como o esfenoide e o etmoide. São constituídos por osso esponjoso coberto por osso compacto (Scanlon, 2007).

2.1.2Estrutura óssea

O osso é um tecido dinâmico composto por 35% de material orgânico e 65% de mineral (James, 2004). A parte orgânica compreende os constituintes celulares (osteócitos, osteoblastos e osteoclastos) e os componentes da matriz. A matriz óssea é constituída predominantemente por colagénio de tipo 1 e substância fundamental que contém glicosaminoglicanos. As fibrilas de colagénio e o depósito de cálcio e fósforo servem de reservatório primário para a homeostase global do cálcio. Os cristais de hidroxiapatite de cálcio e fósforo estão alinhados com as fibrilas de colagénio e proporcionam a rigidez estrutural do osso. Esta disposição única entre o colagénio e o mineral confere ao osso a propriedade viscoelástica, com o cristal a fornecer resistência às forças de compressão e o colagénio a fornecer suporte de tração (Liu *et al.,* 1995).

2.1.3Histologia do tecido ósseo

2.1.3. a Tipo de osso

Existem três tipos principais de ossos:

1- **O osso tecido** encontra-se durante o desenvolvimento embrionário, durante a fase inicial da formação óssea na cicatrização de fracturas (formação de calos) e em alguns estados patológicos, como o hiperparatiroidismo e a doença de Paget. É mais fraco do que o osso lamelar. É composto por feixes de colagénio dispostos aleatoriamente e espaços vasculares de forma irregular revestidos por osteoblastos. O osso tecido é normalmente remodelado e substituído por osso cortical ou esponjoso.

2- **O osso cortical**, também chamado de osso compacto ou lamelar, é remodelado a partir do osso tecido por meio de canais vasculares que invadem o osso embrionário a partir das superfícies periosteal e endosteal. Forma as mesas internas e externas dos ossos planos e as superfícies externas dos ossos longos. A unidade estrutural primária do osso cortical é um osteão, que consiste num número de unidades cilíndricas sobrepostas com espaço irregular, designadas por sistemas Haversianos. Cada um consiste num canal central de Haversian rodeado por lamelas concêntricas de tecido ósseo. Os canais orientados horizontalmente (canais de Volkmann) ligam os osteões adjacentes. A resistência mecânica do osso cortical depende do empacotamento apertado dos osteões (Clarke, 2008; Philip, 2010) (Fig.2.1).

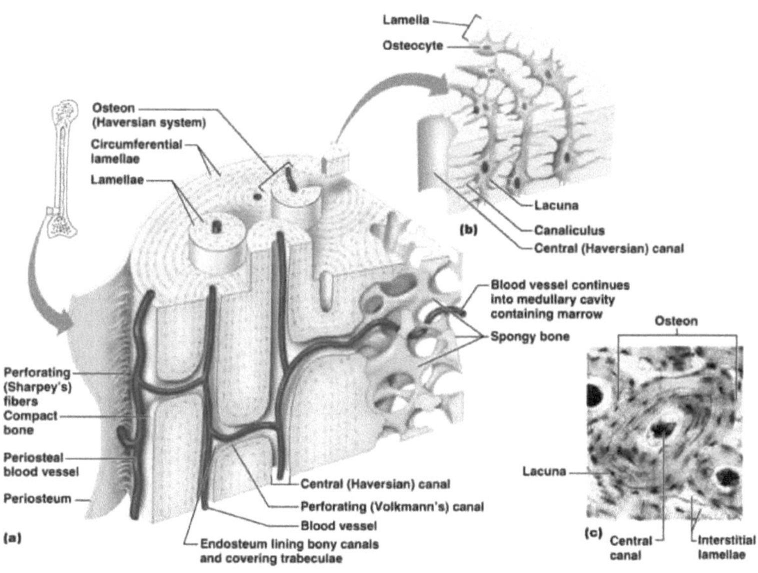

Figura 2.1 Diagrama esquemático da estrutura óssea**.** (Marieb e Hoehn, 2006)

3-O osso esponjoso (osso trabecular) ou osso esponjoso situa-se entre as superfícies corticais do osso. É composto por uma rede de trabéculas dentro da qual existem espaços intercomunicantes. As trabéculas estão predominantemente orientadas perpendicularmente às forças externas para fornecer apoio estrutural. O osso esponjoso está continuamente a sofrer remodelação nas superfícies endosteais internas (Clarke, 2008; Philip, 2010).

2.1.3.*b Componente celular*

Os principais tipos de células ósseas são: osteoblastos, osteogénios, osteócitos, osteoclastos e células de revestimento ósseo (Fig.2.2).

Osteoblastos: São células formadoras de osso e têm origem em células estaminais mesenquimatosas indiferenciadas. Histologicamente, os osteoblastos activos apresentam-se como células cuboidais volumosas na superfície óssea, com o retículo endoplasmático rugoso proeminente caraterístico das células secretoras de proteínas.

Os osteoblastos activos expressam níveis elevados de fosfatase alcalina, que provavelmente ajuda a mineralização através da libertação de fosfato inorgânico. Produzem nova matriz óssea orgânica num processo denominado osteogénese. As superfícies ósseas quiescentes são cobertas por uma camada única quase contínua de osteoblastos achatados e inactivos, frequentemente designados por células de revestimento ósseo. Quando aprisionados na matriz mineralizada, transformam-se em osteócitos. Mais recentemente, descobriu-se que são diretamente estimulados pelos osteoclastos e que actuam em conjunto com eles para remodelar o osso. Os osteoblastos, ou os seus progenitores, expressam receptores para muitas hormonas, incluindo a hormona paratiroide, a 1,25-dihidroxivitamina D, os esteróides sexuais e os corticosteróides; também respondem a, e podem produzir, uma vasta gama de factores de crescimento e citocinas (Seeley *et al.*, 2007).

Osteócitos: são osteoblastos maduros. São considerados as células ósseas básicas que compõem os osteões e aparecem na sua maioria inactivos. São responsáveis pela manutenção e controlo do conteúdo proteico e mineral da matriz e participam na reparação de lesões. Constituem 90% do conteúdo celular do osso. Têm um rácio núcleo/citoplasma mais elevado do que os osteoblastos, uma vez que produzem menos matriz (Deborah & David, 2011).

Células **osteogénicas**, ou células osteoprogenitoras. Um número esmagador de estudos tem demonstrado que as MSCs são dotadas de uma maior maleabilidade, podendo diferenciar-se em células de linhagens mesenquimatosas, tais como osteogénicas e condrogénicas (Barba *et al.*, 2013). No caso de uma lesão óssea, as células estaminais podem remodelar o tecido duro, diferenciando-se em células ósseas (Kawai *et al.*, 2013). Se os osteoblastos e os osteócitos são incapazes de mitoses, pensa-se que as células osteogénicas são as únicas das cinco células ósseas que se dividem. Trata-se de uma célula indiferenciada com capacidade de divisão e multiplicação. Estas progenitoras encontram-se em todas as superfícies ósseas livres ou perto delas. Multiplicam-se para manter o seu número e transformam-se em osteoblastos quando é necessário um novo osso.

Osteoclastos: São células que reabsorvem o osso e têm origem nas células estaminais hematopoiéticas. Os osteoclastos são grandes células gigantes multinucleadas que contêm entre 3 e 100 núcleos por célula, mas normalmente contêm 10-20 núcleos por célula, e são altamente móveis. Formam-se por fusão de precursores mononucleares e tornam-se aderentes ao osso. A superfície de reabsorção do osteoclasto forma uma borda rugosa única e especializada na interface com o osso, a partir da qual são libertadas enzimas proteolíticas e iões de hidrogénio para degradar e reabsorver os componentes minerais e orgânicos da matriz óssea. Possuem uma borda rugosa (em escova) que é constituída por invaginação da membrana plasmática. Isto aumenta a área de superfície do local de reabsorção. A reabsorção ocorre em buracos (depressões) conhecidos como lacunas de Howships e está intimamente ligada à formação. Os osteoclastos expressam níveis elevados de fosfatase ácida resistente ao tartarato (TRAP), cuja função é incerta. Os osteoclastos maduros expressam receptores para a calcitonina, uma potente hormona inibidora, e para as prostaglandinas, mas parecem não responder diretamente a muitas outras hormonas ou factores de crescimento (Deborah & David, 2011; Betts *et al.*, 2013).

Células de revestimento ósseo Estas células cobrem a maioria das superfícies ósseas em repouso e servem como uma barreira que separa os fluidos que se filtram através do osso (Nijweide *et al.*, 1986) (Figura 2.3).

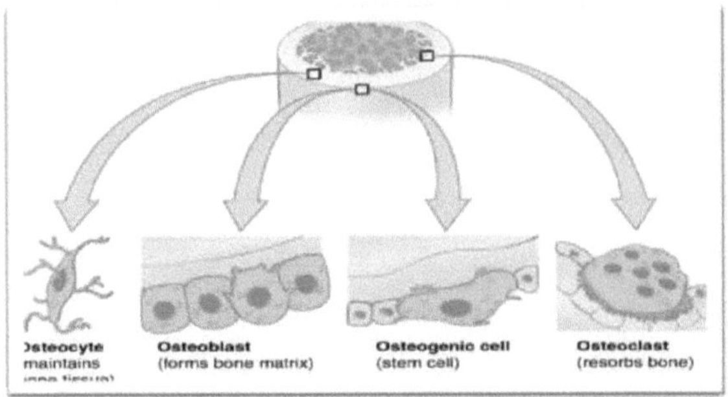

Figura 2.2: Diagrama esquemático das células ósseas (Betts *et al,* 2013)

2.1.4Matriz óssea:

2.1.4. uma matriz orgânica: Representa 40% do peso seco do osso. É composta por:

1- Colagénio de tipo I. 90% da matriz orgânica. É o principal responsável pela resistência à tração do osso.

2- Proteoglicanos. Estruturas proteicas hidrofílicas complexas que aumentam a resistência à compressão do osso.

3- Proteínas da matriz não colagénica. Estas são específicas do osso e incluem a osteopontina, a osteonectina e a osteocalcina .

4- Outros. Metaloproteinases da matriz e inibidores teciduais das metaloproteinases. Estes podem ser activados/inactivados para ajudar na renovação da matriz orgânica.

5- Factores de crescimento e citocinas (Nick *et al.,* 2011).

5.4.4.b Matriz inorgânica (mineralizada): Constitui 60% do peso seco do osso e é predominantemente composta por cristais de hidroxiapatite de cálcio ($Ca_{10}(PO_4)_6(OH)_2$). Contém também fosfato de cálcio e constitui 99% do cálcio do organismo. Proporciona resistência à compressão do osso (Nick *et al.,* 2011).

*5.4.5*Regulação da função das células ósseas

Determinar a base molecular para o desenvolvimento, manutenção, função e reparação do esqueleto é o objetivo da biologia óssea moderna. As células esqueléticas são reguladas por hormonas que actuam sistémica ou localmente.

5.4.6a Factores sistémicos que afectam a função das células ósseas

Existem muitas hormonas que regulam a formação óssea, entre elas

1- Hormona paratiroideia (PTH) que actua sobre os osteoblastos para aumentar o seu número, regulando a proliferação, a diferenciação e a sobrevivência dos osteoblastos maduros e dos progenitores de osteoblastos. Aumenta o número de osteoclastos e de osteoblastos. A PTH pode exercer um efeito bidirecional no metabolismo ósseo, promovendo a síntese e a reabsorção óssea, funcionando assim como um importante ativador da renovação óssea (Zheng *et al.,* 2013).

2- A 1,25-dihidroxivitamina D3 (1,25(OH)2D3) é a forma ativa e hormonal da vitamina D3. Mantém estrategicamente o pool total de Ca^{2+} do corpo e é importante na mineralização do osso. Tanto a PTH como a 1,25(OH)2D3 aumentam a reabsorção óssea osteoclástica ligando-se a células pré-osteoblásticas e estimulando o sistema RANK/RANKL (ativador do recetor do ligando do fator nuclear-kB) para aumentar a proliferação, diferenciação, fusão e ativação dos osteoclastos (Zheng *et al.,* 2013).

3- A calcitonina tem uma ação hipocalcémica. Diminui os níveis plasmáticos de Ca^{2+} durante um curto período de tempo, inibindo diretamente a atividade dos osteoclastos. Reduz a concentração sérica de cálcio através da redução do efluxo de cálcio do osso por inibição da reabsorção óssea; isto pode ocorrer sem vitamina D. A calcitonina interage com um recetor específico acoplado à proteína G expresso na superfície dos osteoclastos na sua fase final de diferenciação, levando a um achatamento dos bordos rugosos e à retirada das células dos locais de reabsorção óssea ativa. As alterações morfológicas resultam numa inibição da reabsorção óssea (Diane *et al.,* 2013).

4- As hormonas glucocorticóides actuam diretamente sobre os osteoblastos e os osteócitos, levando-os a entrar em apoptose. Em contrapartida, os glucocorticóides prolongam o tempo de vida dos osteoclastos. A diminuição da formação óssea é o efeito mais importante do excesso de glucocorticóides (Shetty e Shetty, 2014)...

5- As hormonas da tiroide desempenham um papel importante no desenvolvimento do esqueleto, principalmente através da estimulação do crescimento da cartilagem, e podem também ter efeitos diretos na reabsorção óssea.

6- A insulina, desempenha um papel na síntese da matriz óssea e na formação da cartilagem, servindo assim para regular o crescimento da cartilagem e do osso (Diane *et al.*, 2013; Shetty e Shetty, 2014).

2.1.5. b Factores locais que regulam a função das células ósseas

Vários factores de crescimento específicos do local isolados da matriz óssea ou produzidos por células ósseas ou células estromais da medula óssea afectam a proliferação e diferenciação de progenitores da medula óssea ou a atividade das células ósseas:

1- O fator de crescimento transformador (TGF-β) é um fator prototípico que actua como regulador local da remodelação óssea, tendo efeitos tanto nos osteoclastos como nos osteoblastos (Philip *et al.,* 2010).

2- Os factores de crescimento da insulina (IGF -1 e -2) são secretados por células monocíticas e esqueléticas, regulam a diferenciação e a função dos osteoblastos (Luiz *et al.,* 2013).

3- Os factores de crescimento de fibroblastos (FGFs), desempenham papéis importantes na formação óssea endocondral e intramembranosa durante o desenvolvimento, crescimento e reparação de fracturas, mas também estimulam a formação óssea, actuando sobre os precursores de osteoblastos e estimulando a formação de novo osso. (Philip *et al.*, 2010; Luiz *et al.*, 2013,).

4- Pensa-se que o fator de crescimento derivado de plaquetas (PDGF) é um fator-chave na proliferação e diferenciação de células mesenquimatosas em osteócitos.

A investigação demonstrou a capacidade do plasma rico em plaquetas (PRP) para melhorar a cicatrização dos tecidos moles e influenciar positivamente a regeneração óssea (Ferdousy *et al.,* 2014).

5- O fator de crescimento endotelial vascular (VEGF) demonstrou ser um fator de sinalização fundamental na angiogénese (Diane *et al.,* 2013).

6- As proteínas morfogenéticas ósseas (BMPs) induzem a regeneração óssea em defeitos criados cirurgicamente. Estas proteínas podem ter múltiplas funções in vivo, não se limitando apenas à indução de cartilagem e osso. As BMPs são membros da superfamília TGFβ que funcionam através de receptores específicos. Estes factores são capazes de estimular a diferenciação e a proliferação de células estaminais mesenquimatosas não comprometidas em células condroprogenitoras e osteoprogenitoras. As suas proteínas são derivadas da matriz óssea que suporta o desenvolvimento de muitos tecidos, incluindo a cartilagem e o osso, além de serem importantes para induzir a formação óssea durante a cicatrização óssea. (Ferdousy *et al.,* 2014).

7- O interferão-γ (INF-γ) , é uma das citocinas que actua como inibidor da reabsorção, suprimindo a formação e função dos osteoclastos (Diane *et al.,* 2013).

8- A interleucina (IL-1α) e os factores de necrose tumoral TNF-α e -β (linfotoxina) são potentes estimuladores da reabsorção óssea derivados de leucócitos, bem como potentes estimuladores da produção de prostaglandinas no osso (Diane *et al.,* 2013)....

9- As citocinas, principalmente o CSF-1 (também conhecido como fator estimulador de colónias de macrófagos [M-CSF]) e o RANKL, controlam a osteoclastogénese. O RANKL, um membro da superfamília do TNF, é uma citocina osteoclastogénica essencial necessária para a formação de osteoclastos. O CSF-1/MCSF estimula a proliferação e diferenciação dos precursores de osteoclastos, bem como a sobrevivência e a função dos osteoclastos (Philip *et al.,* 2010).

10- prostaglandinas (PGs), são reguladores multifuncionais do metabolismo ósseo que têm sido implicados na reabsorção óssea associada à inflamação e à doença óssea metastática, e também na formação óssea associada à consolidação de fracturas e à ossificação heterotópica (Philip *et al.*, 2010; Diane *et al.*, 2013).

2.1.6 Desenvolvimento ósseo

1. **A ossificação intramembranosa** (dentro da membrana) envolve a formação de uma membrana de tecido conjuntivo que é substituída por osso. Muitos ossos planos do crânio e a maior parte da clavícula (osso do colarinho) são formados por ossificação intramembranosa.

2. **A ossificação endocondral (dentro da cartilagem)** envolve a formação de um modelo de cartilagem que é substituído por osso. Os ossos da base do crânio e a maioria dos restantes ossos do tronco são formados por ossificação endocondral.

3. **Ambos os tipos de ossificação** produzem osso esponjoso e compacto (Saladin, 2003; Seeley, 2006).

2.1.6. a Ossificação Intramembranosa (Figura 2.3)

1. Uma membrana de tecido conjuntivo é formada por células mesenquimatosas. As delicadas fibras de colagénio são o principal constituinte da membrana.

2. O osso começa a formar-se nos centros de ossificação. As células osteogénicas reúnem-se em as trabéculas, tornam-se osteoblastos e depositam uma matriz orgânica chamada tecido osteoide (tecido colagénico mole) que é semelhante ao osso, exceto pela falta de minerais.

3. O osso esponjoso forma-se após o crescimento das trabéculas. As células presas no espaço do osso esponjoso transformam-se em medula vermelha. Forma-se um periósteo que produz uma camada de osso compacto à volta do osso esponjoso.

4. As membranas adicionais são substituídas por osso esponjoso e compacto. O osso esponjoso e compacto é um osso tecido que é remodelado (Saladin, 2003).

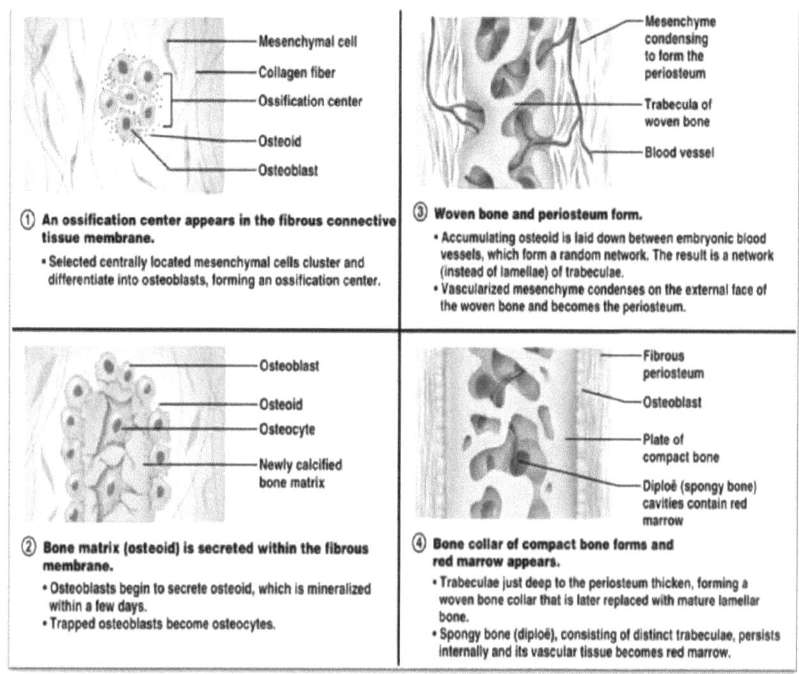

Figure 2.3: Fases da ossificação intramembranosa (Marieb & Hoehn, 2006)

2.3.6. b Ossificação endocondral (Figura 2.4)

1. Inicialmente, desenvolve-se um modelo de cartilagem hialina, que depois sofre um processo de maturação altamente específico, em preparação para a sua substituição por osso. A maior parte das vértebras, ossos pélvicos e ossos dos membros são formados por este tipo.

2. O pericôndrio acaba por ser o periósteo e forma-se um colar ósseo. A cartilagem calcificada forma-se à medida que os condrócitos hipertrofiam (aumentam de tamanho), a matriz é mineralizada e os condrócitos morrem.

3. Forma-se um centro de ossificação primário (por volta do final do segundo mês) quando os vasos sanguíneos e os osteoblastos do periósteo invadem a cartilagem calcificada e produzem osso tecido sobre a matriz calcificada.

4. A calcificação da cartilagem e a formação de tecido ósseo continuam em

direção às epífises. Os osteoclastos, provenientes do periósteo, são trazidos para o centro de ossificação primário por vasos sanguíneos. Em seguida, os osteoclastos removem o osso para formar a cavidade medular. A remodelação transforma o osso tecido em osso lamelar.

5. Formam-se centros de ossificação secundários (cerca de oito meses a 18-20 anos) nas epífises. O modelo de cartilagem original está ossificado, exceto a placa epifisária (local de crescimento futuro) e a superfície articular.

6. A placa epifisária torna-se ossificada no osso maduro para formar a linha epifisária. Com exceção da cartilagem articular, toda a cartilagem do osso é cartilagem ossificada (Seeley, 2006).

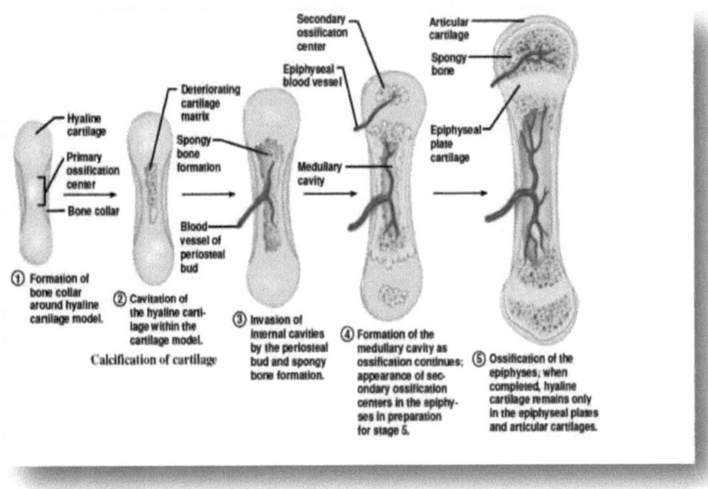

Figure 2.4: Diagrama esquemático da ossificação endocondral (Marieb & Hoehn, 2006)

2.1.7. Cicatrização óssea

Ao longo da vida, o osso é constantemente remodelado pelo trabalho conjunto dos osteoblastos e dos osteoclastos. Os osteoclastos reabsorvem o osso velho e os osteoblastos deslocam-se para a área e estabelecem uma nova matriz, que se torna mineralizada. Os osteoblastos e os osteoclastos trabalham em conjunto nas chamadas "unidades multicelulares básicas" (BMUs). As três fases da vida de uma BMU são a ativação, a reabsorção e a formação (seguida de uma fase quiescente). O processo de reabsorção é seguido por uma fase de inversão antes de os osteoblastos entrarem no local de remodelação. Neste fenómeno equilibrado, conhecido como processo de remodelação, cerca de 5% do osso cortical e 20% do osso trabecular são renovados por ano (Pivonka *et al,* 2008).

O osso cicatriza geralmente de duas formas: a maioria das fracturas cicatriza por um tipo secundário ou chamado cicatrização indireta, que ocorre em fracturas instáveis e não envolve uma fixação rígida, caracterizada pela formação de um calo intermédio antes da formação óssea. Com o passar do tempo, à medida que o calo/osso novo amadurece e a construção se torna mais rígida, as ligações ósseas ligam-se ao local da fratura e ocorre a "união". A cicatrização óssea primária, ou direta, ocorre quando existe um intervalo de fratura mínimo com estabilidade rígida, caracterizada pela ausência de formação de calo entre dois fragmentos ósseos, e prossegue por contacto ou cicatrização de intervalo (Oryan *et al.,* 2013).

- **A cicatrização por contacto** envolve a formação direta de osso ao longo de uma linha de fratura com menos de 0,1 mm de largura através da criação de cavidades de reabsorção, ou "cones de corte", através dos canais de Haversian paralelos ao eixo longo do osso. Os osteoclastos atravessam a linha de fratura e removem o osso necrótico e a matriz calcificada, preparando-se imediatamente para a atividade osteoblástica. Em seguida, os vasos sanguíneos penetram no cone, o que leva à produção de osteões ao longo da linha de fratura, conduzindo eventualmente à regeneração da arquitetura óssea normal (Singh, 2009).

- **Gap Healing**, quando a linha de fratura é superior a 0,1 mm mas inferior a 0,5 mm, esta distância não pode ser diretamente atravessada por uma cavidade de reabsorção. Na primeira fase, as cavidades de reabsorção atravessam o osso lamelar recém-formado e voltam a criar novos sistemas Haversianos na direção longitudinal correta em que o osso tecido é depositado, seguido da formação de osso lamelar. A orientação do novo osso formado é transversal à orientação do osso lamelar original. Na segunda fase, que ocorre após várias semanas, as cavidades de reabsorção atravessam o osso lamelar recém-formado e voltam a criar novos sistemas Haversianos na direção longitudinal correta. No final, resulta a estrutura óssea normal. (Nather *et al.*, 2005; Singh, 2009; Oryan *et al.*, 2013).

Existe um modelo de quatro fases do processo de cicatrização que resultou de observações histológicas da cicatrização de fracturas, tanto em doentes humanos como em modelos animais

Fase 1: inflamação. A fratura está normalmente associada a uma rutura da integridade dos tecidos moles locais, pelo que causa uma interrupção da função vascular normal. O extravasamento (hemorragia) no local da fratura evolui para um hematoma. As plaquetas desgranuladas, os macrófagos e outras células inflamatórias segregam citoquinas e factores de crescimento, e fazem avançar a coagulação para um trombo fibrinoso. O coágulo sanguíneo, mesmo que mínimo, desenvolver-se-ia na área da fratura, servindo de matriz inicial para a proliferação da população celular envolvida. Com o tempo, os capilares crescem no coágulo, que se reorganiza em tecido de granulação. As citocinas e os factores de crescimento facilitam o recrutamento de células inflamatórias adicionais num ciclo de feedback positivo, bem como a migração e invasão de células estaminais mesenquimais multipotentes. O hematoma é reabsorvido no final da primeira semana (Griffon, 2005).

Fase 2: formação de calo mole (fibrocartilagem). Nesta fase, os condrócitos e os fibroblastos são as células dominantes. A formação do calo ósseo é precedida por um molde cartilaginoso. A fase inicial da reparação coincide com um ligeiro aumento da resistência mecânica. Em poucos dias, o tecido de granulação amadurece e transforma-se em tecido conjuntivo, sendo as fibras de colagénio mais abundantes. O tecido de granulação está a fornecer um fornecimento abundante de sangue e um veículo para o recrutamento celular. Nesta fase , surgem abundantes células mesenquimatosas indiferenciadas no local da lesão, que proliferam e se diferenciam, obviamente em resposta a factores de crescimento produzidos pelos tecidos lesados e pelo coágulo sanguíneo. A baixa tensão de oxigénio, a fraca vascularização e os factores de crescimento influenciam a elaboração de um calo cartilaginoso, que é avascular, e a sua subsequente substituição por tecido ósseo envolve invasão vascular. A diferenciação das células estaminais em condrócitos ou osteoblastos é coordenada por numerosos factores de crescimento, entre os quais o TGF-β e as proteínas morfogénicas ósseas (BMPs) desempenham um papel importante. Em seguida, regiões cartilaginosas discretas crescem progressivamente e fundem-se para produzir um tampão fibrocartilaginoso central entre os fragmentos fracturados, que esplende a fratura. Este "calo mole" inicial forma-se durante as primeiras três semanas após a lesão. A mineralização do calo mole prossegue das extremidades dos fragmentos em direção ao centro do local da fratura e forma um "calo duro" (Marx, 2007).

Fase 3: formação de calo duro. Também conhecida como fase de reparação, ou formação óssea primária, esta fase é o período mais ativo da osteogénese. Caracteriza-se por elevados níveis de atividade dos osteoblastos e pela formação de matriz óssea mineralizada, que surge diretamente no calo periférico nas áreas de estabilidade. A mineralização do calo mole que parte do fragmento termina em direção ao centro do local da fratura e forma um "calo duro". Isto acontece uma semana após a formação de um novo calo na parte lesionada. O aumento da tensão de oxigénio produz osteoide, que torna o calo rígido. Este processo demora quatro a dezasseis semanas para acelerar a cicatrização. O mecanismo exato desta calcificação permanece indistinto; pensa-se que as mitocôndrias no espaço da fratura actuam como nas placas de crescimento. Parecem acumular grânulos contendo cálcio que são libertados no ambiente hipóxico criado pelo metabolismo anaeróbico. Os membros da família BMP são mediadores críticos deste processo e demonstraram ser suficientes para a formação óssea *de novo*. A(s) fonte(s) de osteoprogenitores responsáveis pela consolidação de fracturas permanece(m) vaga(s). As células estaminais mesenquimais têm origem no periósteo, na medula óssea, na circulação, na vasculatura e nos tecidos locais circundantes. Todas estas células estaminais são capazes de contribuir para a formação de osso durante a reparação. No final da fase de reparação, a união óssea é alcançada, mas a estrutura do local da fratura difere da do osso original (Schindeler, 2008).

Fase 4: remodelação óssea. É a fase final da reparação de fracturas e inclui a remodelação do calo duro do osso tecido para a configuração original de osso cortical (ossos lamelares com osteões secundários) e/ou trabecular. A renovação do osso é frequentemente designada por "renovação óssea" ou "remodelação óssea". Esta fase também pode ser designada por formação óssea secundária. Esta fase demora cerca de um a quatro anos, ou mesmo mais, no ser humano. O processo de remodelação ocorre através de um processo acoplado de reabsorção óssea ordenada seguida da formação de osso lamelar. As células osteoclásticas são consideradas o principal tipo de células envolvidas na reabsorção do osso mineralizado. São polarizadas e aderem a uma superfície mineralizada. Formam uma borda rugosa, que é selada e o ácido com proteinases é bombeado para a área de reabsorção. O ambiente ácido desmineraliza a matriz, enquanto as proteinases degradam os componentes orgânicos, como o colagénio. Os produtos de degradação são removidos através de uma via vesicular do bordo rugoso para o domínio secretor funcional e os osteoclastos começam a apoptose ou regressam à forma não reabsorvente. Quando ocorre a reabsorção, os osteoblastos são capazes de depositar novo osso na superfície erodida. Duas citocinas principais que são segregadas pelos osteoblastos são fundamentais para a indução, sobrevivência e competência dos osteoclastos: são elas o M-CSF e o RANKL, que é importante para a indução primária da diferenciação das células estaminais hematopoiéticas para uma linhagem de osteoclastos. O RANKL é um fator produzido por osteoblastos maduros que é responsável pela coordenação da formação e da reabsorção óssea. A osteoprotegrina (OPG) é um recetor secretado que é um importante regulador da sinalização do RANKL e antagoniza a diferenciação dos osteoclastos. Além disso, sabe-se que uma variedade de factores de crescimento e citocinas presentes numa fratura em cicatrização promovem a osteoclastogénese. Estes incluem interleucinas, TNF-α, BMPs, IGF e TGF-β. As vias moleculares envolvidas na diferenciação e função dos osteoclastos estão a ser cada vez mais bem descritas. Muitas destas moléculas têm sido associadas a doenças genéticas que afectam os osteoclastos, e/ou identificadas como potenciais alvos de medicamentos para terapias da osteoporose (Schindeler, 2008; Sela e Bab, 2012) (Figura 2.5).

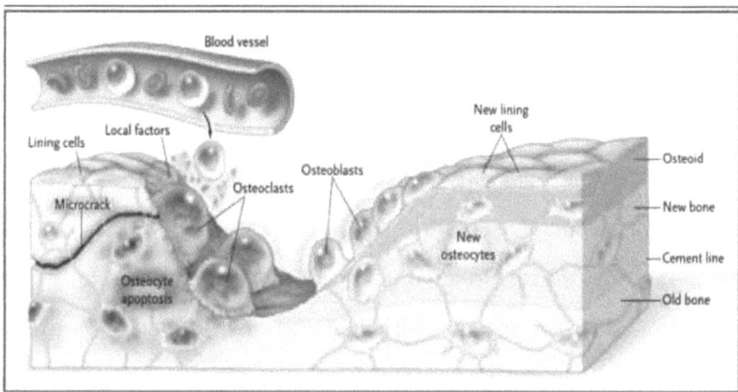

Figura 2.5: O ciclo de remodelação numa trabécula: Uma microfissura corta os canalículos, o que provoca a apoptose osteocítica, sendo a localização e a extensão dos danos definidas por sinais enviados às células de revestimento. As células de revestimento e os osteócitos libertam factores locais que atraem células do sangue e da medula óssea para o compartimento de remodelação no qual ocorre a osteoclastogénese. Os osteoclastos reabsorvem a matriz e a microfissura e, em seguida, equipas sucessivas de osteoblastos depositam novo osso lamelar. Os osteoblastos que ficam presos na matriz tornam-se osteócitos; outros morrem ou formam novas células de revestimento de osteoblastos achatados. (Seeman & Delmas, 2006).

2.2 Ovelhas como modelo animal na investigação de defeitos ósseos

Os modelos animais oferecem material experimental mais uniforme e permitem testar extensivamente potenciais terapêuticas. Deve ser considerado um modelo animal experimental apropriado e cuidadosamente escolhido para o estudo do processo regular de cicatrização na reparação de fracturas. Na seleção de uma espécie animal específica como sistema de modelo, devem ser detectados vários factores. Em comparação com os seres humanos, o modelo animal escolhido deve demonstrar claramente uma adequação fisiológica e fisiopatológica significativa como análogo. Além disso, deve ser possível operar e observar uma multiplicidade de objectos de estudo após a cirurgia durante um período de tempo relativamente curto (Liebschner, 2004; Egermann *et al.*, 2005). Outros critérios de seleção incluem a disponibilidade do animal, os custos de aquisição e tratamento, a facilidade e adaptabilidade à manipulação experimental, a aceitabilidade pela sociedade, a tolerância ao cativeiro e a facilidade de alojamento (Pearce *et al.*, 2007).

A ovelha foi um modelo bem aceite para estudos in vivo: utilizado para a padronização de testes de materiais novos e biodegradáveis para utilização em cirurgia ortopédica, maxilofacial e dentária, implantes, e oferece condições anatómicas ideais para o procedimento de aumento (Veigel *et al.*, 2011). Embora a anatomia dos quadrúpedes seja bastante diferente da dos humanos, os ovinos são úteis para abordar os processos bioquímicos, biomecânicos e histológicos da biologia óssea. Isto deve-se à sua semelhança em termos de tamanho e peso com o ser humano, à dimensão adequada dos ossos longos para implantes, ao componente mineral e à estrutura articular semelhantes, e também ao facto de a taxa de remodelação óssea ser semelhante à dos seres humanos (Potes, 2008; Oryan *et al.*, 2013).

A histologia do osso revela algumas diferenças na estrutura óssea entre os ovinos e os humanos. Nas ovelhas, o osso consiste principalmente em estrutura óssea primária (de Kleer, 2006), em comparação com a composição óssea haversiana, em grande parte secundária, dos seres humanos; a remodelação osteonal secundária nas ovelhas não ocorre até uma idade média de 7-9 anos (Newman, 1995). Apesar de ter sido descrita uma densidade óssea trabecular significativamente maior e uma maior resistência óssea em ovelhas maduras, em comparação com os humanos, o osso trabecular em ovelhas imaturas é mais fraco, tem uma rigidez e densidade inferiores, uma maior flexibilidade devido à presença de um maior teor de colagénio (Pearce *et al.*, 2007) e apresenta um potencial de cicatrização óssea e um fornecimento de sangue tibial comparáveis. Os resultados

dos estudos em ovinos podem ser aceites como indicativos também para utilização posterior em seres humanos (Plecko *et al.*, 2012).

2.2.1Tibial como modelo de defeito ósseo.

Normalmente, o tecido ósseo cicatriza espontaneamente, mas é considerado uma doença grave em condições complicadas, tais como fracturas patológicas ou situações que conduzem a grandes defeitos ósseos, como o trauma, em que o processo de cicatrização falha. Por conseguinte, continua a ser um desafio para os cirurgiões ortopédicos e maxilofaciais tratar e reconstruir grandes defeitos ósseos, tendo sido desenvolvida uma variedade de modalidades terapêuticas para melhorar a resposta de cicatrização e preencher os defeitos ósseos (Oryan *et al.*, 2013).

O defeito ósseo, por definição, é a falta de tecido ósseo numa área do corpo, onde normalmente deveria existir osso. Teoricamente, uma lesão óssea experimental efectuada para estudar os mecanismos de reparação deve ser suficientemente ampla para impedir uma cicatrização espontânea. Encontrar formas de estimular a cicatrização de defeitos ósseos é uma preocupação importante para os investigadores e para compreender a formação óssea durante a fase inicial da reparação óssea. É muito importante poder distinguir entre diferentes padrões de cicatrização óssea, a fim de desenvolver novas terapias para a regeneração de tecidos específicos. Um resultado deste tipo, fornecido pela informação da análise em série da formação e maturação de tecidos iniciada por diferentes agentes biológicos, pode ajudar na descoberta de novas terapias medicamentosas para a regeneração de tecidos, especialmente quando os danos causados por traumatismos ou doenças são demasiado graves para que ocorra a cicatrização natural (Wulsten, *et al.*, 2011).

Para avaliar os métodos de estimulação da cicatrização óssea, são necessários modelos experimentais para confirmar a reprodutibilidade do método e a homogeneidade dos grupos experimentais (Oana *et al.*, 2008). Nos últimos dez anos, o número de estudos que utilizam ovelhas e cabras como modelos animais aumentou para 11-15% (O'Loughlin *et al.* 2008). A variação acentuada dos métodos utilizados nos estudos da cicatrização óssea na tíbia de ovelhas mostrou que os procedimentos experimentais de fratura são difíceis de normalizar. Assim, o estudo experimental alternativo da regeneração óssea consiste em efetuar furos no eixo de ossos longos. Este estudo é muito mais fácil de normalizar e a cirurgia pode ser repetida em circunstâncias comparáveis. Uma vez que a prática de um furo no córtex da haste de um osso longo pode proporcionar uma monitorização mais precisa dos processos de cicatrização (Oana *et al.*, 2008). Foi utilizado um modelo semelhante para investigar os níveis de factores angiogénicos séricos após uma fratura da tíbia (Wallace *et al.*, 1995).

Vários estudos testaram a eficácia de várias substâncias naturais e artificiais e de implantes, enxertos, factores de crescimento, biomateriais, hormonas e agentes terapêuticos em fracturas ou defeitos ósseos induzidos experimentalmente na tíbia de ovinos para aumentar o potencial de cicatrização dos defeitos ósseos (Niemeyer *et al.*, 2010, Boliikbas *et al.*, 2013, von Rechenberg, 2013, Ferdousy *et al.*, 2014).

2.3 Mediadores biológicos para melhorar a quantidade e a qualidade do osso

2.3.1Osteoporose

A osteoporose é uma condição de fragilidade esquelética generalizada em que a força óssea é suficientemente fraca para que as fracturas ocorram com um trauma mínimo, muitas vezes não mais do que o aplicado pela atividade diária de rotina (Marcus e Bouxsein, 2010). A Organização Mundial de Saúde (OMS) designou a primeira década do século XXI como a "Década das Doenças Ósseas e Articulares", reconhecendo a importância da osteoporose como um problema de saúde pública (Hazes *et al.*, 2000). A osteoporose é uma doença do osso definida pela Organização Mundial de Saúde como uma densidade mineral óssea de 2,5 desvios-padrão abaixo do pico de massa óssea do adulto (pontuação T) (Johnson-Lynn *et al.*, 2008).

A Organização Mundial de Saúde estabeleceu as seguintes diretrizes de diagnóstico: (Tella & Gallagher, 2013).

- A pontuação T de + 2,5 a -1,0 é normal.
- A pontuação T entre -1,0 e -2,5 corresponde a osteopenia.
- A pontuação T -2,5 ou inferior é osteoporose.
- Presença de fratura de fragilidade independente da pontuação T.

Cerca de 40% das mulheres brancas na pós-menopausa são afectadas pela osteoporose e, com o envelhecimento da população, prevê-se que este número aumente no futuro. A osteoporose é classificada em: "Osteoporose de tipo I", para significar uma perda de osso trabecular após a menopausa devido à perda de estrogénio, e "Osteoporose de tipo II", para representar uma perda de osso cortical e trabecular em homens e mulheres como resultado final da perda óssea relacionada com a idade. Atualmente, como é evidente que a perda óssea é um processo complexo e não é fácil de dividir nestas duas categorias, estes termos são utilizados com menos frequência (Rachner *et al.,* 2011)

Na menopausa, a deficiência de estrogénio prejudica o ciclo normal de remodelação óssea ao aumentar a atividade de reabsorção osteoclástica sem o correspondente aumento da atividade osteoblástica e a quantidade de osso reabsorvido excede a quantidade depositada, o que leva a uma perda líquida de osso. Este desequilíbrio leva a um aumento do tempo de vida dos osteoclastos e a uma diminuição do tempo de vida dos osteoblastos e a um aumento do osso imaturo com mineralização incompleta devido à diminuição do tempo entre os episódios de remodelação. Com a idade, há um menor número de células mesenquimatosas, associado a uma menor capacidade destas células para se diferenciarem na linhagem osteogénica. A depleção de estrogénios pode causar um atraso na mineralização do calo e uma sensibilidade reduzida à tensão mecânica aplicada. Outros factores responsáveis pela perda óssea relacionada com a idade são o desenvolvimento de hiperparatiroidismo secundário devido à diminuição da absorção de cálcio e da síntese de vitamina D nos idosos (Giannoudis *et al.*, 2007; Tella e Gallagher, 2014)

O tratamento dos doentes com osteoporose é complexo e é provável que se torne ainda mais complexo no futuro com o advento de novas abordagens farmacológicas; entretanto, a modificação do estilo de vida e a suplementação nutricional são recomendadas como tratamento de base para todos os doentes com osteoporose; este tratamento consiste na cessação do tabagismo, na redução do consumo de álcool, no aumento da atividade física, nas proteínas e na suplementação com vitamina D e cálcio. As intervenções farmacológicas incluem agentes anti-reabsortivos que são classificados em terapia hormonal, especialmente estrogénio e progestina, bisfosfonatos ou terapia combinada (estrogénio mais bisfosfonato), calcitonina e teriparatida como agente anabólico (Rachner *et al.*, 2011; NOF, 2013).

2.3.2. Calcitonina

2.3.2.1 : Uma breve história da calcitonina

MacCallum e Voegtlin (1909) observaram que a remoção cirúrgica das glândulas paratiróides era seguida de uma queda profunda do cálcio no sangue associada a tetania e convulsão. No início dos anos 60, Copp e colegas observaram que esta hormona regulava o "tónus" do cálcio nos fluidos corporais e designaram o péptido de 32 aminoácidos por calcitonina. Pouco depois, a capacidade da hormona para diminuir as concentrações séricas de cálcio foi associada à sua capacidade de inibir a atividade dos osteoclastos. Em 1984, a Food and Drug Administration (FDA) aprovou o Calcimar injetável para o tratamento da osteoporose pós-menopáusica e, em 1995, a FDA aprovou subsequentemente nos EUA o spray nasal Miacalcin como tratamento da osteoporose pós-menopáusica em mulheres com mais de cinco anos após a menopausa e nas quais a terapia com estrogénios não é aconselhável (Colman *et al.*, 2002).

Desde a sua descoberta, a calcitonina tem sido amplamente utilizada para inverter a perda óssea observada em doenças ósseas caracterizadas por uma reabsorção óssea excessiva, como a doença de Paget, a hipercalcemia maligna e hiperparatiroidária e a osteoporose (Lee e sinko, 2000).

2.3.2.2 : O que é a Calcitonina ?

A calcitonina é uma hormona produzida nos seres humanos pelas células parafoliculares (vulgarmente conhecidas como células C) da glândula tiroide. O nome alternativo da calcitonina é tirocalcitonina, que actua em receptores de superfície celular ligados à proteína G localizados nos tecidos-alvo. Está envolvida na ajuda ao controlo dos níveis de cálcio e fosfato no sangue, opondo-se à ação da glândula paratiroide. Isto significa que actua para reduzir os níveis de cálcio no sangue. No entanto, a importância deste papel no ser humano não é clara, uma vez que os doentes com níveis muito baixos ou muito elevados de calcitonina não apresentam efeitos adversos.

A calcitonina reduz os níveis de cálcio no sangue através dos mecanismos: (Figura 2.6)

1. Inibe a atividade dos osteoclastos, que são as células responsáveis pela degradação do osso. Quando o osso é decomposto, o cálcio contido no osso é libertado para a corrente sanguínea. Por conseguinte, a inibição dos osteoclastos pela calcitonina reduz diretamente a quantidade de cálcio libertado para o sangue.

2. Pode também aumentar a taxa de eliminação de cálcio dos rins, conduzindo novamente a níveis mais baixos de cálcio no sangue.

3. Diminui a quantidade de cálcio que pode ser absorvida pelo intestino delgado (katzung *et al.,* 2012).

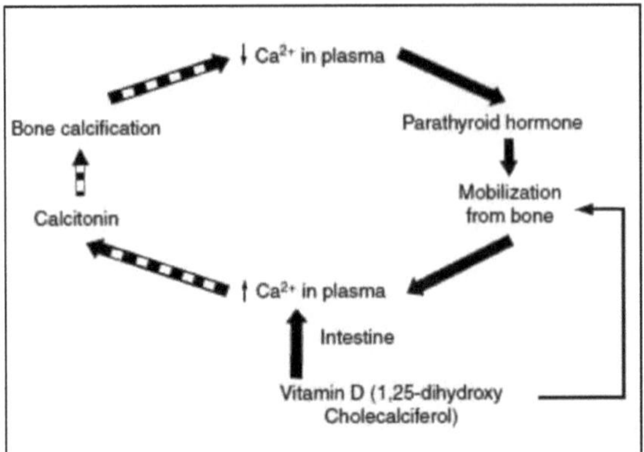

Figura 2.6: Acções combinadas da hormona paratiroide, do calcitriol e da calcitonina sobre a concentração de iões cálcio no plasma sanguíneo (Montgomery *et al,* 2009).

2.3.2.3 Bioquímica da Calcitonina

A calcitonina (CT) é uma hormona polipeptídica composta por 32 aminoácidos. É segregada pelas células C da glândula tiroide e, noutros vertebrados, pela glândula ultimobranquial. A estrutura básica das CTs é caracterizada por uma ponte dissulfureto entre os resíduos de cisteína nas posições 1 e 7 e uma porção amida de prolina no terminal C (Fig.2.7). Os resíduos de aminoácidos específicos são idênticos para todas as CT (Torres-Lugo e Peppas, 2000). A sequência de aminoácidos da Calcitonina de Salmão ($C_{145}H_{240}N_{44}O_{48}S_2$) é apresentada pela seguinte fórmula gráfica (Novartis, 2012):

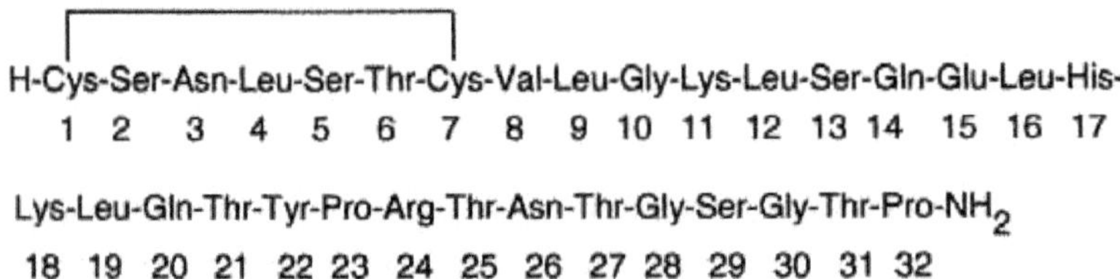

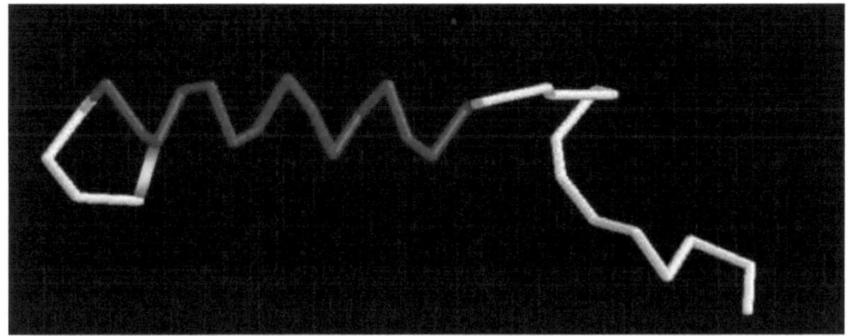

Figura. 2.7: Estrutura da calcitonina de enguia. Laço N-terminal com ponte dissulfureto (amarelo) à esquerda, α-hélice central (vermelho) e C-terminal à direita.

Estão disponíveis para utilização clínica preparações sintéticas de várias calcitoninas. Estas são a procina natural (pCT), a humana sintética (hCT), a do salmão (sCT, Salcotonina), que são sintetizadas de acordo com as suas sequências naturais, enquanto a calcitonina de enguia (eCT) está disponível como derivado amino-súbico (ASU-eCT). As potências e os efeitos biológicos são diferentes entre todas as espécies de CT, por ordem: sCT> hCT> ASU-eCT. De facto, a sCT é mais potente do que a hCT na inibição da reabsorção óssea osteoclástica, pelo menos 40 a 50 vezes (Kundu *et al.,* 1999).

2.3.2.4 Formulação de Calcitonina de Salmão

A calcitonina de salmão (sCT) está disponível comercialmente como uma formulação injetável para utilização intravenosa, intramuscular ou subcutânea. Vários investigadores estudaram diferentes sistemas para administrar a sCT através de várias vias de administração. Os mais comuns incluem sistemas nasais, rectais e vaginais, bem como implantes. Uma vez que a calcitonina é uma hormona peptídica que não é facilmente absorvida pelo trato gastrointestinal, não existe nenhum peptídeo administrado por via oral atualmente aprovado para utilização clínica. Nos últimos anos, foi desenvolvida uma preparação oral de sCT, que se espera venha a proporcionar uma biodisponibilidade superior e níveis sistémicos mais elevados de sCT. Até à data, a calcitonina está limitada à administração subcutânea ou intranasal (Goel, 2010).

2.3.2.5 Mecanismo de ação

As acções da calcitonina são mediadas pelo recetor da calcitonina, um GPCR que liga através de múltiplas proteínas G a diversas vias de transdução de sinal. Os efeitos hipocalcémicos e hipofosfatémicos da calcitonina resultam principalmente da inibição direta da reabsorção óssea pelos osteoclastos. A inibição da reabsorção óssea pela calcitonina é mediada, em parte, pela ligação a receptores de membrana dos osteoclastos. Estima-se que um osteoclasto tenha aproximadamente um milhão de receptores de calcitonina (Brunton et al., 2011). Poucos minutos após a administração de calcitonina, o osteoclasto retrai os seus pseudópodes; como consequência, reduz a sua motilidade, o tamanho das células e a atividade de reabsorção óssea (Wimalawansa, 2010). A calcitonina provoca o achatamento dos bordos rugosos do osteoclasto e a retirada dos osteoclastos dos locais de reabsorção óssea ativa quando expostos à calcitonina in vitro. Durante a escavação do osso, os osteoclastos libertam enzimas (por exemplo, metaloprolinases e fosfatases ácidas) e ácidos (HCl), que subsequentemente hidrolisam a matriz óssea, deixando múltiplas cavidades. Foi demonstrado que os níveis fisiológicos de calcitonina plasmática são capazes de controlar estas actividades associadas aos osteoclastos. Os efeitos inibitórios da calcitonina sobre os osteoclastos são reversíveis. A apoptose celular não foi detectada com a calcitonina nos osteoclastos, nos osteoblastos ou nos osteócitos (Vaananen, 2005). É indeterminado se a calcitonina exerce um efeito estimulante na formação óssea mediada por osteoblastos. É possível que haja um efeito estimulador nos osteoblastos através dos receptores de calcitonina, o que indica um efeito estimulador na formação óssea (Voss *et al,* 2005).

2.3.2.6 Indicações

As seguintes doenças são tratadas com Calcitonin;

1. Osteoporose pós-menopausa.

2. Doença de Paget.

3. Hipercalcémia.

4. Osteoartrite.

5. Condições de dor associadas aos ossos (Chestnut III *et al.*, 2008).

2.3.2.7 Contra-indicações

Reacções alérgicas: Dado que a calcitonina é um polipeptídeo, existe a possibilidade de uma reação alérgica sistémica. Para os doentes com suspeita de sensibilidade à calcitonina, deve ser considerado um teste cutâneo antes do tratamento, utilizando uma solução diluída e estéril de Calcitonina de Salmão (Miacalcin). Em alguns casos, a administração de calcitonina-salmão causou reacções alérgicas graves (por exemplo, broncoespasmo, inchaço da língua ou da garganta, choque anafilático), incluindo relatos muito raros de morte atribuída a anafilaxia. Os efeitos adversos mais comuns associados à calcitonina são náuseas na forma injetável; outros efeitos adversos podem estar associados à forma intranasal: rinite e parosmia (Novartis, 2012).

2.3.2.8 Eficácia da Calcitonina

1. Os efeitos do sCT na preservação da qualidade óssea (microarquitectura trabecular) como um possível mecanismo para a sua eficácia anti-fratura (Miller e Derman, 2010).

2. A calcitonina pode ter um efeito analgésico em doentes com fracturas vertebrais dolorosas. Reduz mais rapidamente a dor das fracturas de compressão vertebral osteoporóticas, mas não demonstrou diminuir a dor noutras situações (Silverman, 2008).

3. A ação da Calcitonina consiste na inibição direta dos osteoclastos e na supressão da inflamação. É considerada como potencial terapia contra processos reabsortivos dentários. A Calcitonina reduz a inflamação pulpar quando aplicada diretamente na polpa, e a possibilidade de emprego como medicamento intracanal para melhorar o tratamento da reabsorção radicular externa após trauma (Bello-

Silva *et al.*, 2010).

2.3.3Bisfosfonato

No passado, foram utilizadas diferentes abordagens de tratamento adjuvante na tentativa de aumentar a formação óssea e melhorar a sua qualidade, incluindo estimulantes físicos, químicos ou hormonais. No entanto, os resultados destes estudos foram vagos (Li *et al.*, 2005).

Na década de 1960, estudos pioneiros de Fleisch *et al.* (1966) levaram à teoria de que a mineralização óssea era regulada pela regulação dos níveis de pirofosfatos inorgânicos (PPi), o análogo natural dos bisfosfonatos. A utilização inicial destes medicamentos foi no tratamento de doenças ósseas hereditárias em crianças. Os bisfosfonatos foram depois utilizados para bloquear a reabsorção óssea em metástases ósseas e, mais recentemente, para manter a densidade óssea e reduzir as fracturas em doentes osteoporóticos (Russell e Rogers, 1999). Vários ensaios em animais demonstraram que os bisfosfonatos podem aumentar a resistência e a densidade do regenerado e reduzir a incidência de osteopenia por desuso durante a osteogénese de distração (Bilston *et al.*, 2002, Abbaspour *et al.*, 2009, Saghieh *et al.*, 2010). Outros estudos demonstraram que a administração de bisfosfonatos pode estimular a formação de osso novo e aumentar a osteointegração em torno do implante (Stadelmann *et al.*, 2008, Mengchun *et al.*, 2012).

2.3.3.1 História dos bisfosfonatos

Do ponto de vista químico, os bisfosfonatos foram sintetizados pela primeira vez no século XVIII. Os bisfosfonatos (BPs) foram inicialmente utilizados como inibidores de corrosão ou como agentes complexantes nas indústrias têxtil, de fertilizantes ou petrolífera (Fleisch, 1998). Em meados da década de 1960, estudos demonstraram que os pirofosfatos inorgânicos (PPi) são capazes de impedir a calcificação ectópica em fluidos biológicos in vivo, tendo sido sugerido que o PPi era um regulador fisiológico da calcificação e talvez também da descalcificação *in vivo* (Fleisch *et al.*, 1966). Devido à sua rápida hidrólise, o pirofosfato só encontrou utilização terapêutica na cintigrafia e na pasta dentífrica, que previne o cálculo dentário. Este facto encorajou a procura de análogos com propriedades físico-químicas semelhantes, mas que resistissem à hidrólise enzimática e ao metabolismo. Os bisfosfonatos cumpriram estes critérios (Roelofs *et al.,* 2008).

2.3.3.2 Estrutura química da fórmula

A estrutura química dos bifosfonatos (BPs) apresenta uma forte afinidade pelo mineral ósseo. Estes agentes aumentam significativamente a densidade mineral óssea e diminuem a renovação óssea através da inibição da atividade dos osteoclastos. São úteis para o tratamento de doenças de reabsorção óssea, como a osteoporose, as metástases ósseas e a doença de Paget (Verron e Bouler, 2014).

Os bisfosfonatos são análogos sintéticos do pirofosfato, um composto envolvido na mineralização do osso. Os BPs contêm uma porção p-C-p da espinha dorsal fosfato-carbono-fosfato, que é responsável pela forte afinidade dos BPs para se ligarem à hidroxiapatite (HAP) e permite uma série de variações na estrutura com base na substituição nas posições R1 e R2 no átomo de carbono (Cremers *et al.,* 2003). Os grupos fosfonatos são capazes de quelar iões de cálcio da hidroxiapatite biológica, e esta afinidade é aumentada quando R1 é um grupo hidroxilo. Foram propostos dois modelos de ligação:

1. Uma ligação fraca correspondente a apenas um grupo fosfonato;

2. Uma ligação mais forte envolvendo os dois grupos fosfonato e o grupo hidroxilo, como no caso do alendronato e do zoledronato.

A potência do efeito anti-reabsortivo foi determinada pela cadeia lateral R2, a cadeia de aminoácidos aumentou a potência anti-osteoclástica de 1000 (Alendronato) para 10 000 (Zoledronato). Recentemente, foi proposto que o R2 poderia também influenciar indiretamente a afinidade dos BPs pela hidroxiapatite. A explicação provável para este efeito pode envolver diferenças na carga eléctrica do átomo de azoto ou na conformação tridimensional envolvida nas caraterísticas de ligação de hidrogénio do azoto à hidroxiapatite (Ebetino *et al.,* 2011) (Figura 2.8).

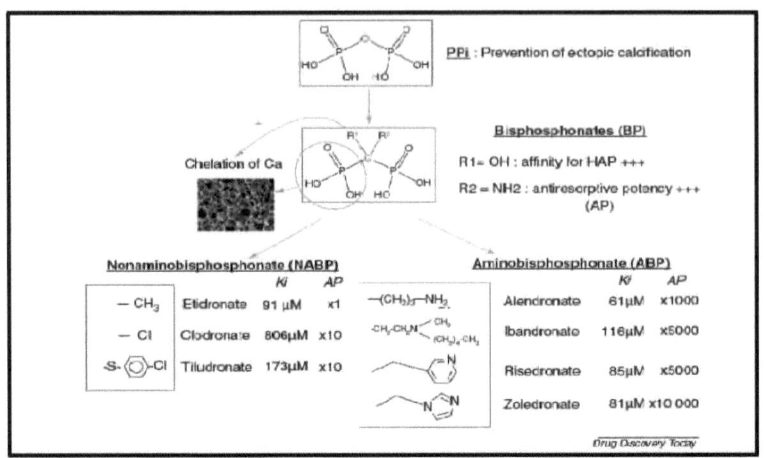

Figura 2.8: Relação entre a estrutura e a atividade dos bisfosfonatos amino e não-amino. Os BP são caracterizados por uma estrutura P-C-P com dois grupos químicos fixos R1 e R2. A partir de suas diferentes estruturas, os BPs mostraram afinidade de ligação relativa distinta para o osso humano (Ki) e potência anti-reabsortiva (AP) (Verron e Bouler, 2014).

1.1.1.3 Classificação dos bisfosfonatos

Os bisfosfonatos estão divididos em classes distintas com diferentes mecanismos moleculares de ação:

1- **Bifosfonatos que não contêm nitrogénio (Não-NBPs):** como o clodronato, o etidronato e o tiludronato, que induzem a apoptose dos osteoclastos (OC) através da sua acumulação intracelular em análogos citotóxicos de ATP não hidrolisáveis (Fleisch, 1998) .

II-Bifosfonatos contendo nitrogénio (NBPs): como o pamidronato, o alendronato, o ibandronato, o zoledronato e o risedronato actuam como análogos lipídicos de difosfato isoprenóide e inibem a farnesil pirofosfato sintase, uma enzima na via do mevalonato (Rogers, 2003).

111- A terceira classe de BPs foi recentemente descoberta, o ácido zolendrónico, o naridronato e alguns outros BPs muito potentes, que actuam através da inibição da via do mevalonato e do bloqueio da translocase ADP/ATP mitocondrial, que se sabe estar envolvida na indução da apoptose (Monkkonen *et al.,* 2006).

1.1.1.4 Mecanismo de ação dos bisfosfonatos

Os bisfosfonatos contendo nitrogénio actuam inibindo a farnesil pirofosfato sintetase, uma enzima chave na produção de colesterol, levando à apoptose celular. A depleção dos níveis de difosfato de farnesilo ou de difosfato de geranilgeranilo limita a prenilação de pequenas proteínas que contêm GTP (por exemplo, Rho, Rac, cdc42 e Rab), o que resulta numa diminuição da função do osteoclasto. A nível celular, as NBP inibem o recrutamento de osteoclastos, inibem a adesão dos osteoclastos à matriz mineralizada, reduzem o tempo de vida dos osteoclastos através da ativação de caspases pró-apoptóticas e inibem diretamente a atividade dos osteoclastos através da alteração do citoesqueleto, incluindo a morfologia celular, a sinalização das integrinas e a perturbação da borda rugosa e do tráfico dos endossomas. Os bisfosfonatos não nitrogenados são metabolizados pelos osteoclastos, resultando em análogos tóxicos do trifosfato de adenosina (ATP) e subsequente apoptose dos osteoclastos (Kimmel, 2007) (Figura 2.9).

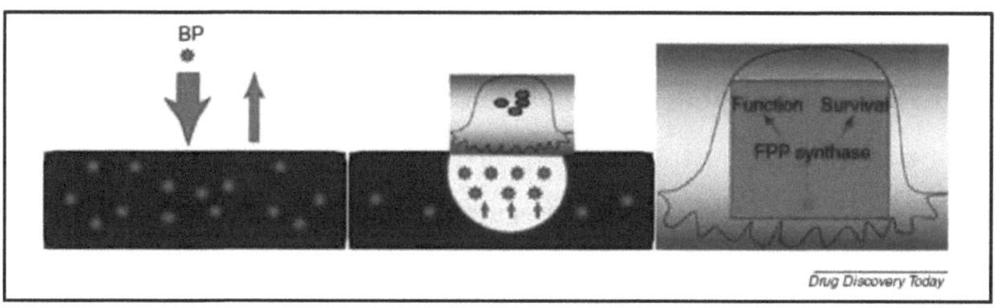

Figura.2.9: Mecanismo de ação dos bifosfonatos. Dada a sua elevada afinidade pelo mineral ósseo e a sua baixa dessorção, os BPs permanecem inacessíveis à circulação. Os BPs são destacados da matriz mineral através da reabsorção osteoclástica. Uma vez internalizados nos osteoclastos, os BPs inibem principalmente a farnesil difosfato sintase (FPP), perturbando a função e a sobrevivência dos osteoclastos (Verron e Bouler, 2014).

Pensa-se que os BPs aumentam a massa óssea preenchendo o espaço de "remodelação". Os BPs ligam-se à superfície do osso nos locais de remodelação ativa e tornam-se incorporados nos osteoclastos, sendo depois libertados da superfície óssea sob o osteoclasto nas lacunas de reabsorção, onde as circunstâncias são muito ácidas. Em lacunas de osteoclastos individuais, a concentração de BPs pode aumentar até 1mM para alendronato (Sato *et al.*, 1991). Como resultado, o recrutamento e a diferenciação dos precursores dos osteoclastos são inibidos, a fixação dos osteoclastos ao osso é prejudicada e a ativação das unidades de remodelação óssea é reduzida, sendo também induzida a apoptose dos osteoclastos, o que pode contribuir para o efeito anti-reabsortivo.

Embora a maioria dos estudos se tenha centrado nos efeitos dos bisfosfonatos nos osteoclastos, alguns estudos investigaram os seus efeitos nos osteoblastos e nas células semelhantes aos osteoblastos (Ohe *et al.*, 2012). Os bisfosfonatos promoveram a proliferação, diferenciação e atividade dos osteoblastos em doses baixas, e tiveram o efeito oposto em doses mais elevadas numa variedade de sistemas, incluindo modelos animais de osteogénese (Bellido e Plotkin, 2011). Outro estudo em modelo de tecido ósseo apoiou o aumento da atividade dos osteoblastos, mesmo em concentrações que diminuíam consideravelmente a atividade dos osteoclastos (Hayden *et al.*, 2014).

2.3.4Alendronato

O alendronato, um bisfosfonato de nova geração, demonstrou in vitro e in vivo ter uma maior potência anti-reabsortiva do que os agentes mais antigos, por exemplo, o etidronato (500 a 1000 vezes mais potente). A estrutura química do alendronato é o ácido 4-amino-I-hidroxibutilideno-1,1bifosfónico, sendo considerado um potente inibidor da reabsorção óssea. Foi aprovado pela U.S. Food and Drug Administration (FDA) para o tratamento da osteoporose (Slovic, 2008). O alendronato está disponível comercialmente na forma oral 10 mg por dia, ou 70 mg por semana, o nome comercial é Fosamax® e a formulação de alendronato com colecalciferol, denominada Fosamax® Plus D, também administrada por via oral numa dose de 70 mg de alendronato e 2800 UI de colecalciferol ou 5600 UI, está aprovada para o tratamento semanal da osteoporose (Brunton *et al.*, 2011).

2.3.4.1 Ação farmacológica do Alendronato

O modo de ação do alendronato actua sobre a ultraestrutura dos osteoclastos in situ, in vitro e sobre os níveis de cálcio intracelular e de AMP cíclico (adenosina monofosfato) dos osteoclastos. Os resultados apoiam a hipótese de que o alendronato se liga aos locais de reabsorção óssea, é libertado localmente por acidificação, o que aumenta a sua concentração local sob os osteoclastos e interfere com a reabsorção óssea e a formação de bordos rugosos sem destruir as células (Sato *et al.*, 1991). Um aumento do Ca^{+2} intracelular para o quíntuplo em 600 segundos é proposto para atuar como sinal inibitório da atividade dos osteoclastos (Roelofs *et al.*, 2008).

Pensa-se que esta inibição da atividade de reabsorção produz uma mudança no equilíbrio do turnover ósseo para uma maior atividade osteoblástica. Estudos anteriores provaram que o alendronato reduz a reabsorção óssea quando administrado sistémica ou localmente (Yaffe *et al.*, 1995, 1997). Os seus efeitos biológicos estão sobretudo relacionados com a sua incorporação no osso, permitindo a interação direta com osteoclastos e osteoblastos através de uma variedade de vias bioquímicas (Kaynak *et al.*, 2000). Algumas investigações anteriores mostraram que uma dose única de alendronato tópico pode reduzir a reabsorção óssea periprotética num modelo de rato (Astrand e Aspenberg, 2004). Além disso, estudos relataram que uma dose única de alendronato administrada localmente pode proporcionar uma distribuição adequada do bifosfonato no osso, devido à elevada afinidade dos bifosfonatos com o mineral ósseo. Outros demonstraram uma redução da reabsorção óssea alveolar após cirurgia mucoperiostal em ratos após aplicação tópica de alendronato (Yaffe *et al.*, 1997, 1999). Outro estudo mostrou que uma dose única de administração local de alendronato melhorou a formação óssea (Srisubut *et al.*, 2007).

Nos tratamentos com alendronato, a reabsorção osteoclástica dura cerca de três semanas, seguida da formação óssea osteoblástica, que dura três a quatro meses (Bartl e Frisch, 2009). A maior taxa de aumento da densidade óssea surge durante os primeiros 12 meses, quando as lacunas reabsorvidas são reparadas e preenchidas com osso; durante a fase de reconstrução e manutenção, o aumento é menor, uma vez que a estrutura trabecular e a largura estão a ser restauradas (Weikel *et al.*, 2003).

De facto, os BPs são a terapia preferida para prevenir e tratar a osteoporose porque aumentam eficazmente a densidade óssea, previnem a perda óssea e reduzem o risco de fracturas vertebrais e não vertebrais. A administração de 10 mg/dia durante 10 anos em mulheres osteoporóticas aumentou a densidade mineral óssea em 13,7% nas vértebras e em 6,7% nos fémures proximais. Uma injeção intravenosa de bifosfonato por ano durante três anos reduziu consideravelmente a incidência de fracturas vertebrais em 77% e de fracturas femorais em 41% (Silverman e Christiansen, 2012).

2.3.5Efeitos adversos

1. Os efeitos secundários comuns observados com os bifosfonatos orais são esofagite, disfagia e úlceras gástricas, pelo que deve ser tomado de manhã, após um jejum noturno, com 30 a 40 ml de água e, pelo menos, 30 a 60 minutos antes de consumir qualquer alimento ou bebida (exceto água) (Fosamax®, 2009).

2. Uma reação de fase aguda é comummente observada com aminobisfosfonatos injectáveis (por exemplo, ibandronato, pamidronato e ácido zoledrónico) e também com a formulação oral. Os doentes podem apresentar uma doença semelhante à gripe com sintomas de mialgias, artralgias, febres e dores de cabeça nos primeiros 3 dias após a terapêutica. Em geral, a doença desaparece no prazo de 3 a 4 dias, mas pode persistir até 14 dias (Lindsay e Cosman, 2012).

3. A insuficiência renal pode estar associada a doses elevadas de BPs IV (por exemplo, etidronato, ácido zolendrónico) (Reid *et al.*, 2002).

4. Osteonecrose da mandíbula (ONJ), que é considerada um acontecimento adverso grave. A American Society for Bone and Mineral Research (ASBMR) definiu a ONJ associada a BPs como a presença de osso exposto na região maxilofacial (principalmente na mandíbula, 63%), que não cicatrizou no prazo de

oito semanas após a identificação. Todos os BPs foram associados a casos de ONJ, mas não em frequência semelhante (zoledronato 43%, alendronato 4%, e BPs não-amino $\leq$0,5%) (Vahtsevanos *et al.,* 2009). O mecanismo não é bem compreendido, algumas hipóteses têm sido exploradas em relação ao ambiente específico do osso maxilar, sua remodelação e sua vascularização. Durante a intervenção cirúrgica, como a extração de dentes, os tecidos moles são danificados e tornam-se acessíveis aos PBs. Mesmo com uma dose baixa de BPs é suficiente para induzir efeitos de citotoxicidade contra monócitos, macrófagos, fibroblastos do ligamento periodontal, células endoteliais e células epiteliais num estudo in vitro (Ribatti et al., 2008). A invasão bacteriana por Actinomyces pode ser um fator decisivo na etiologia da ONJ. Mesmo na presença de BPs no osso, as bactérias podem estimular a reabsorção óssea e também inibir a formação óssea (Reid, 2009).

Os BPs podem interferir com o sistema imunitário local ao prejudicar a mobilidade e a quimiotaxia de monócitos e macrófagos. Um dos factores atribuídos à redução do número de macrófagos funcionais é a incapacidade de converter a vitamina D em calcitriol (Balla *et al.,* 2012). Também deve ser notado que os pacientes com cancro podem ser expostos a outros medicamentos que podem comprometer a saúde oral, incluindo quimioterapia, glucocorticóides ou antibióticos que podem perturbar o microambiente da boca (Verron e Bouler, 2014).

5. Alterações no metabolismo mineral**:** O valor sérico de Ca^{+2} diminuiu modestamente com a terapia com BPs devido à supressão aguda da reabsorção óssea. Este efeito verificou-se no primeiro mês de tratamento. Os valores de Ca^{+2} e PTH voltaram aos níveis basais próximos com a utilização contínua. Hipocalcemia detectada clinicamente com a terapia com PBs, em pacientes com deficiência de vitamina D ou hipoparatiroidismo (Maalouf *et al.,* 2006). A descida do Ca^{+2} sérico não foi associada a sintomas nestes doentes com Ca^{+2} e vitamina D. Os amino-bifosfonatos não devem ser administrados juntamente com

aminoglicosídeos, uma vez que ambos os medicamentos reduzem o nível de Ca^{+2} no sangue (Bartl e Frisch, 2009). Não se regista hipocalcemia significativa com a infusão de BPs (William *et al.*, 2007).

6. Foram comunicados outros efeitos secundários como dores ósseas, fibrilhação auricular, cancro do esófago e fracturas atípicas, mas a sua incidência é rara (Gehret, 2010).

2.3.6Contraindicação do bisfosfonato

1. O bisfosfonato está contraindicado em doentes com anomalias esofágicas, como estenose ou acalasia, que podem atrasar o esvaziamento esofágico.

2. Os doentes com hipocalcemia devem ser corrigidos antes da administração.

3. Os doentes com hipersensibilidade aos bisfosfonatos não devem utilizar estes agentes.

4. A formulação em solução oral não deve ser utilizada em doentes com risco de aspiração (Fosamax®, 2009).

2.4 Marcadores bioquímicos do metabolismo ósseo

2.4.1. Antecedentes

Os marcadores bioquímicos do metabolismo ósseo são utilizados na prática clínica há décadas. Já há 6000 anos, a urina humana era analisada para fins de diagnóstico e prognóstico. Por exemplo, a análise da urina foi realizada por uma das primeiras civilizações, a antiga Suméria, que reconheceu que as caraterísticas da urina estavam associadas a diferentes doenças (Armstrong, 2007). Nessa altura, as tradições e os mitos eram mais determinantes para a gestão da terapia do que o resultado da análise visual da urina. No antigo Egito, foram estabelecidos métodos mais avançados, em que os faraós utilizavam sementes de trigo e cevada para avaliar a gravidez e até o sexo do feto a partir da urina. Esta teoria foi testada em 1963 e mostrou um valor preditivo de 70% (Halim, 2011), o que é um resultado comparativamente fraco para os biomarcadores actuais, mas um método surpreendentemente moderno há milhares de anos.

Ao longo dos anos, os principais avanços envolveram o desenvolvimento de ensaios para medir marcadores que reflectem mais especificamente o processo de reabsorção ou formação óssea, para além de serem sensíveis, as técnicas de alto rendimento para fazer as medições de marcadores bioquímicos são prática amplamente utilizada no tratamento de doenças ósseas metabólicas. Além disso, a sua aplicação em estudos e ensaios clínicos proporcionou uma ampla base de conhecimentos no que diz respeito à relação entre marcadores de renovação óssea e resultados clínicos específicos, como a massa óssea ou as fracturas (Cremers *et al.,* 2008).

A avaliação dos efeitos de novos fármacos na fase de desenvolvimento clínico para a doença óssea metabólica, é de grande importância para estabelecer as correlações que a maioria dos marcadores respondem rapidamente às intervenções farmacológicas e podem, portanto, ser considerados na avaliação do efeito do fármaco. Embora os marcadores de turnover ósseo possam ser valorizados no tratamento de doentes com doença óssea metabólica e no desenvolvimento de medicamentos, a sua aplicação tem ressalvas e limitações relacionadas tanto com os aspectos práticos dos ensaios e manuseamento de amostras como com a interpretação dos dados (Cremers *et al.,* 2008).

2.4.2. Métodos de diagnóstico para avaliar a eficácia da terapia e as doenças ósseas metabólicas

2.4.3. *A Densidade Mineral Óssea (DMO)*

O diagnóstico das doenças ósseas metabólicas pode ser estabelecido através da quantificação da massa óssea, ou seja, da densidade mineral óssea (DMO) na anca, na coluna vertebral ou noutro local. No entanto, a DMO é uma medida estática da composição óssea, reflectindo a sua história. Um valor basal de DMO não oferece qualquer expetativa de perda óssea futura ou de resposta à terapêutica. Além disso, uma vez que os marcadores ósseos bioquímicos revelam as taxas de renovação óssea em todo o corpo, a medição combinada dos marcadores ósseos e da DMO fornece mais informações sobre a perda óssea global do que a medição da DMO apenas em locais específicos do esqueleto. Finalmente, embora a DMO possa indicar a perda óssea, não oferece informações sobre a alteração ou deterioração da estrutura do tecido ósseo (Haima, 2011).

2.4.2.B Marcador ósseo para identificar doenças ósseas e avaliar a eficácia da terapia

A medição do marcador de renovação óssea é cada vez mais aclamada como um componente-chave da gestão da terapêutica: para identificar rapidamente os que respondem e os que não respondem à terapêutica, para avaliar a eficácia da terapêutica e para determinar a terapêutica e a dose de tratamento ideais.

Para ser útil na avaliação do grau de renovação óssea e na monitorização da terapêutica, o marcador deve:

A. Mostrar uma diferença na taxa de renovação óssea antes e depois da menopausa

B. Demonstrar uma variação analítica mínima

C. Alteração significativa da resposta ao tratamento

D. Detetar alterações num curto intervalo de tempo (meses)

E. Validar a diferença mínima dentro da pessoa (biológica)

F. De preferência, demonstrar pouca variação ao longo do dia

G. De preferência, não deve influenciar a ingestão de alimentos

H. Revelam preferencialmente uma elevada estabilidade na amostra biológica (Haima, 2011).

2.4.4. Visão geral dos marcadores ósseos normalmente utilizados

O osso é um tecido metabolicamente ativo e sofre uma remodelação contínua, um processo que depende em grande medida da atividade dos osteoblastos (formação óssea) e dos osteoclastos (reabsorção óssea). Em circunstâncias normais, a reabsorção e a formação óssea estão ligadas entre si e a manutenção a longo prazo do equilíbrio esquelético é conseguida através da ação de hormonas sistémicas e de mediadores locais. Em contrapartida, as doenças ósseas metabólicas, os estados de mobilidade aumentada ou diminuída e as intervenções terapêuticas são caracterizados por desequilíbrios mais ou menos pronunciados na renovação óssea (Seibel, 2003).

Vários marcadores de reabsorção e formação óssea foram avaliados numa série de estudos para estabelecer os efeitos de diferentes agentes anti-reabsortivos, incluindo a terapia de substituição hormonal e o alendronato, e a sua utilização como índices sensíveis de alteração do turnover ósseo foi antecipada. Até à data, existem apenas alguns estudos publicados sobre o efeito da calcitonina nos marcadores bioquímicos (Parvainen, *et al.,* 1999; Seibel, 2003).

O isolamento e a caraterização dos componentes celulares e extracelulares da matriz esquelética resultaram, nos últimos anos, no desenvolvimento de marcadores bioquímicos que reflectem especificamente a formação ou a reabsorção óssea. Estes índices bioquímicos enriqueceram consideravelmente o espetro de análises utilizadas na avaliação de patologias esqueléticas. São não-invasivos, comparativamente baratos e, quando conduzidos e interpretados corretamente, são ferramentas úteis na avaliação diagnóstica e terapêutica da doença óssea metabólica. A utilização de marcadores ósseos é um preditor do risco de fratura na doença do turnover ósseo, e fornece uma base racional na seleção da terapia e na previsão da resposta terapêutica. Embora os numerosos marcadores séricos e urinários de renovação óssea contenham tanto enzimas derivadas de células como péptidos não enzimáticos, são frequentemente classificados de acordo com o processo metabólico que se considera reflectirem. Assim, para fins clínicos, os marcadores de formação óssea distinguem-se dos índices de reabsorção óssea (Seibel, 2003).

2.4.5. Classificação dos marcadores de renovação óssea

A definição clássica de biomarcador é: "Uma caraterística que é objetivamente medida e avaliada como um indicador de processos biológicos normais, processos patogénicos ou respostas farmacológicas a uma intervenção terapêutica"

(Biomarker Definitions Working Group, 2002).

Os marcadores bioquímicos do turnover ósseo podem ser classificados de acordo com;

- Origem (por exemplo, produtos de células ósseas, moléculas derivadas da matriz óssea orgânica ou anorgânica)
- Propriedades bioquímicas (por exemplo, marcadores enzimáticos de células ósseas, precursores ou produtos de degradação da matriz óssea colagénica ou não colagénica)
- Função (por exemplo, marcadores de formação ou reabsorção óssea, moléculas de adesão) (Woitge e Seibel, 2001).

Os marcadores de renovação óssea são libertados durante o processo de remodelação e os seus níveis podem ser medidos de forma conveniente e fiável a partir do sangue ou da urina através de imunoensaios. Tradicionalmente, os marcadores de renovação óssea têm sido categorizados em marcadores de formação óssea e marcadores de reabsorção óssea. Têm origem quer nas células ósseas quer na matriz óssea durante a reabsorção. Por essa razão, os marcadores de renovação óssea reflectem a diferenciação ou a atividade das células ósseas. Geralmente, os marcadores bioquímicos de renovação óssea são classificados como marcadores de reabsorção óssea, que reflectem diferentes aspectos da atividade dos osteoclastos, ou marcadores de formação óssea, que revelam diferentes aspectos da atividade dos osteoblastos (Colpan, *et al.,* 2005) (Tabela 2.1).

Além disso, os marcadores bioquímicos podem ser classificados como marcadores que reflectem (1) a diferenciação dos osteoclastos, referindo-se ao número de osteoclastos, (2) a atividade dos osteoclastos, referindo-se à reabsorção óssea, (3) a diferenciação dos osteoblastos, referindo-se ao número de osteoblastos, e (4) a atividade dos osteoblastos, referindo-se à formação óssea. No entanto, a classificação de um marcador nem sempre é distinta. Alguns marcadores têm vários fragmentos distintos que reflectem diferentes fases do ciclo de remodelação óssea. Por exemplo, certas formas e fragmentos de osteocalcina reflectem tanto a formação como a reabsorção (Vasikaran *et al.*, 2011).

Quadro 2.1 Marcadores de renovação óssea e respectiva tecnologia de medição disponível no mercado.

Marcador	Origem	Processo de células ósseas	Espécime	Métodos
Marcadores de formação óssea				
ALP	vários tecidos	diferenciação de osteoblastos	soro	Colorimetria
BALP	osso	diferenciação de osteoblastos	soro	IRMA, ELISA
Osteocatcina (OC)	osso, plaquetas	formação óssea	soro	RIA, IRMA ELISA
Propeptídeo C-terminal do procolagénio tipo I (PICP)	tecidos com colagénio de tipo I	formação óssea	soro	RIA, ELISA
PINP	tecidos com colagénio de tipo I	formação óssea	soro	RIA, ELISA
Marcadores de reabsorção óssea				
αCTX	tecidos com colagénio de tipo I	reabsorção óssea (osso novo)	urina, soro	ELISA, RIA
βCTX	tecidos com colagénio de tipo I	reabsorção óssea (osso velho)	soro	ELISA, RIA
BSP	osso, dentina, cartilagem hipertrófica	reabsorção óssea	soro	ELISA, RIA
Cat K	principalmente osteoclastos	diferenciação dos osteoclastos	plasma, soro	ELISA
DPD	osso, dentina	reabsorção óssea	urina, soro	HPLC, ELISA

ICTP	osso, pele	reabsorção óssea (osso novo)	soro	RIA
NTX	tecidos com colagénio de tipo I	reabsorção óssea	urina, soro	ELISA, CLIA, RIA
OHP	osso, cartilagem, pele, tecidos moles	reabsorção óssea	urina	Colorimetria, HPLC
OC-f	osso	reabsorção óssea	urina	ELISA
PYD	osso, cartilagem, tendão, vasos sanguíneos	reabsorção óssea	urina, soro	HPLC, ELISA
TRACP 5b	osteoclastos	diferenciação dos osteoclastos	plasma, soro	Colorimetria, ELISA, RIA

UALP, fosfatase alcalina total; BALP, fosfatase alcalina específica do osso; OC, osteocalcina intacta; PICP, propeptídeo C-terminal do colagénio de tipo I; PINP, propeptídeo N-terminal do colagénio de tipo I; CTX, telopeptídeo C-terminal reticulado do colagénio de tipo I; BSP, sialoproteína óssea; Cat K, catepsina K; DPD, desoxipiridinolina; ICTP, telopeptídeo C-terminal reticulado do colagénio de tipo I; NTX, telopeptídeo reticulado N-terminal do colagénio de tipo I; OHP, hidroxiprolina; OC-f, fragmentos de osteocalcina; PYD, piridinolina; TRACP 5b, fosfatase ácida resistente ao tartarato 5b; CLIA, imunoensaio de quimioluminescência; ELISA, ensaio de imunoabsorção enzimática; HPLC, cromatografia líquida de alta resolução; RIA, radioimunoensaio; IRMA, ensaio radioimunométrico.ne, ELISA sérico,

2.4.5. Marcadores de formação óssea U

2.4.5.1 Fosfatase alcalina sérica (ALP):

A fosfatase alcalina óssea (ALP) é uma ectoenzima ligada à superfície exterior da membrana celular dos osteoblastos pelo glicosilfosfatidilinositol. É parcialmente libertada na circulação. As fontes mais comuns de ALP ao nível dos órgãos são o osso e o fígado.

A ALP óssea e a ALP hepática constituem cerca de 95% da atividade total da ALP no soro humano (Szulc e Bauer, 2013). Apesar de serem codificadas pelo mesmo gene não específico do tecido, existem diferenças específicas do tecido entre as cadeias laterais de hidratos de carbono da molécula. Este fenómeno facilitou o desenvolvimento de uma forma de ALP específica do osso (BALP). No osso, a ALP é expressa na superfície dos osteoblastos activos e, por isso, tem sido utilizada como marcador histoquímico dos osteoblastos (Henrichsen, 1956).

A mineralização do tecido esquelético (formação óssea) é iniciada pelos osteoblastos, que são células maduras, metabolicamente activas e formadoras de osso. Estas segregam osteoide, a matriz orgânica não mineralizada que posteriormente sofre mineralização, conferindo ao osso a sua força e rigidez. A enzima fosfatase alcalina, que é importante para que ocorra a mineralização (Kalfas, 2001), e recentemente foram descobertas proteínas da matriz que actuam como moduladores dos factores de crescimento e desempenham um papel mais importante na regulação das diferentes funções celulares. Além disso, estas proteínas da matriz também participam na regulação da diferenciação das células contidas na matriz. A fosfatase alcalina é uma proteína de superfície que pode participar na regulação da proliferação, migração e diferenciação das células osteoblásticas (Hernàndez-Gil *et al.,* 2006).

A ALP óssea é considerada um dos principais reguladores da mineralização óssea. Hidrolisa o pirofosfato inorgânico, que é um inibidor natural da mineralização. Também fornece fosfato inorgânico (a partir de pirofosfato e fosfomonoésteres orgânicos) para a síntese de hidroxiapatite (Hernàndez-Gil *et al.,* 2006).

2.4.5.1 Um mecanismo proposto dos osteoblastos na mineralização óssea

Os osteoblastos segregam a matriz osteoide. Expressam o procolagénio tipo I em vesículas secretoras juntamente com vesículas de matriz que se separam da membrana. As vesículas da matriz são empurradas para fora da superfície da célula, possivelmente pelo fluxo de fluido contendo iões de cálcio e fosfato que também são transportados através da célula a partir do fluido extracelular na superfície exterior. Uma vez na matriz osteoide, os osteoblastos absorvem Ca^{2+} do fluido extracelular periosteal através de um transportador de anexina e também absorvem ortofosfato (Pi) do fluido extracelular periosteal utilizando um co-transportador de sódio/Pi de tipo I. O Pi é constituído por cerca de 60% de mono-hidrogenofosfato e 40% de di-hidrogenofosfato a um pH de 7,0 e, em seguida, Pi entra nas vesículas da matriz osteoide através de um cotransportador de sódio/Pi de tipo III, cujo interior é tornado mais alcalino pela anidrase carbónica que remove os protões do di-hidrogenofosfato por reação com bicarbonato de sódio. O ácido carbónico é instável e decompõe-se em água e dióxido de carbono, que borbulha e os iões de sódio são substituídos na matriz osteoide pelo Pi que entra. A desidrogenase láctica também está presente e pode funcionar para evitar que o pH se torne demasiado alcalino, mantendo os cristais de hidroxiapatite pequenos e mal formados. Quando o fosfato de cálcio sólido atinge um determinado tamanho, a vesícula rompe-se. É necessária uma concentração fisiológica de fosfato para a mineralização óssea. A redução da concentração impede a mineralização, mas o aumento não assegura a precipitação, porque o pirofosfato está presente para inibir a precipitação. A concentração de PPi na cartilagem e no osso é controlada por três enzimas, duas das quais se encontram na superfície exterior das vesículas da matriz. Uma delas é a fosfatase alcalina não específica do tecido (TNAP), que diminui o pirofosfato estromal, e a outra é a NTP-PPi hidrolase (também designada glicoproteína-1 da membrana celular plasmática), que o aumenta. O produto do gene da anquilose progressiva (proteína ANK) é expresso pelos osteoblastos para aumentar o pirofosfato da matriz osteoide a partir do citosol dos osteoblastos. Assim, a mineralização ocorre no osso devido à co-expressão exclusiva nos osteoblastos do colagénio de tipo I e da fosfatase alcalina não específica do tecido (TNAP) (Levine, 2011).

2.4.5.2 .B Métodos de medição da fosfatase alcalina

Uma vez que as duas fontes orgânicas mais comuns de níveis elevados de ALP são o fígado e o osso, foram estabelecidas várias técnicas para discriminar entre isoformas ósseas e hepáticas. Estas técnicas baseiam-se nas diferenças nas cadeias laterais de hidratos de carbono. Os primeiros métodos incluíam a desnaturação pelo calor, a inibição química da atividade selectiva, a eletroforese em gel e a precipitação por lectina de gérmen de trigo.

Atualmente, existem imunoensaios específicos para o osso disponíveis no mercado que utilizam anticorpos monoclonais com preferência pela isoforma óssea para serem utilizados como teste de diagnóstico da fosfatase alcalina (Haima, 2011).

- **BAP ELISA** - ensaio de rotina de imunoabsorção enzimática, que mede a atividade da enzima BAP.
- **BAP IRMA** - ensaio imunoradiométrico de rotina que mede o BAP em unidades de massa proteica.
- **Fosfatase alcalina total (TAP)** - teste laboratorial automatizado de rotina. A sua elevada reatividade cruzada com a fosfatase alcalina hepática torna este método não específico para o diagnóstico de doenças ósseas.
- **Eletroforese** - estão disponíveis diferentes métodos internos. Não normalizados, os resultados são inconsistentes de laboratório para laboratório.
- **Precipitação de Lectina** - diferentes métodos internos, inconsistentes de laboratório para laboratório.

Por outro lado, o BALP tem boa aplicabilidade em várias medições, uma vez que não apresenta variações circadianas significativas. O BALP tem uma semi-vida de aproximadamente 40 horas antes de ser eliminado no fígado. Os níveis de BALP são afectados por vários factores, incluindo o sexo, o estado hormonal, a idade e as doenças subjacentes, como a osteoporose ou as fracturas. O BALP demonstrou ser um marcador aceitável na prática clínica para a avaliação de várias doenças ósseas metabólicas, como a osteoporose, a doença de Paget e a doença renal crónica (Naylor e Eastell, 2012). Foi relatado que os níveis de BALP se alteram em pediatria com aumentos dramáticos durante a puberdade (Blumsohn, 1994). No terceiro trimestre de gravidez, os níveis de ALP óssea estão significativamente elevados (Naylor, 2000). As fracturas causam um aumento que pode durar pelo menos um ano (Bowles, 1997).

2.4.5.2 Osteocalcina, uma proteína específica do osso

2.4.5.3 A Identificação da osteocalcina como proteína Gla do osso

A osteocalcina (OC) é a proteína da matriz não colagénica mais abundante no osso. É uma pequena proteína de ligação à hidroxiapatite sintetizada por osteoblastos maduros, odontoblastos e condrócitos hipertróficos. Tem três resíduos do aminoácido de ligação ao cálcio, o ácido γ-carboxiglutâmico (Gla). Pensa-se que a osteocalcina interage diretamente com a hidroxiapatite no osso através do seu resíduo Gla (Hauschka, 1989). A vitamina K é essencial para a gama-carboxilação pós-translacional da osteocalcina (Lee, 2000). A osteocalcina deposita-se principalmente na matriz extracelular do osso, mas uma pequena quantidade entra na circulação, onde pode ser detectada por imunoensaios. A osteocalcina sérica é um marcador sensível e específico da atividade osteoblástica e o seu nível sérico reflecte assim a taxa de formação óssea (Ivaska, 2005). Foi também proposto que os fragmentos de osteocalcina podem ser libertados durante a reabsorção óssea e contribuir para a osteocalcina imunorreactiva detectada no soro, pelo que não é claro se a osteocalcina deve ser considerada um marcador da atividade dos osteoblastos ou um indicador do metabolismo ou da renovação da matriz óssea (Ivaska *et al.*, 2004). A OC, composta por 10% das proteínas não colagénicas da matriz extracelular (MEC) do osso orgânico, é sintetizada pelos osteoblastos durante o período de mineralização da MEC. É provavelmente a única proteína incorporada exclusivamente na MEC do osso e na dentina (Ducy & Karsenty 1996). In vivo, embora a função exacta da OC seja ainda desconhecida, a sua afinidade pelos constituintes minerais do osso indica um papel na formação óssea. Os níveis séricos de CO resultam de uma fração da CO recentemente sintetizada, que é libertada para o sangue, e podem ser utilizados para determinar o nível de formação óssea (Seibel *et al.,* 2005). Se a CO for considerada um marcador da renovação óssea, a sua utilidade clínica pode ser substancial para monitorizar processos de formação/reabsorção fortemente acoplados. Quando a formação e a reabsorção são desacopladas, a CO é considerada um marcador da atividade dos osteoblastos (Bataille *et al.,* 1987). As caraterísticas fisiológicas da CO são complicadas devido à libertação direta durante a síntese e a partir da matriz óssea durante a reabsorção, talvez em diferentes formas moleculares. Após a síntese, a CO é metabolizada pouco tempo depois da libertação, de tal forma que um terço é a molécula intacta, um terço está presente como um grande fragmento N-terminal da molécula intacta e um terço está presente como fragmentos médios-terminais e mais pequenos (Christenson, 1997). O metabolismo após a libertação da matriz óssea durante a reabsorção é pouco conhecido. Embora os marcadores de formação óssea se distingam dos índices de reabsorção óssea para fins clínicos, deve reconhecer-se que a formação e a reabsorção óssea estão intimamente ligadas e não são independentes uma da outra. Os aumentos em qualquer um dos processos aumentam os valores dos marcadores e a interpretação dos valores elevados dos marcadores depende do processo que predomina (Seibel *et al.,* 2002).

2.4.5.4 B Papel da osteocalcina na mineralização

Durante a formação óssea, os precursores dos osteoblastos proliferam no local de remodelação por influência de factores de crescimento locais e os osteoblastos maduros depositam os constituintes da matriz óssea orgânica na área óssea reabsorvida de forma sequencial. O CO está localizado na matriz mineralizada do osso e aparece no osso recém-desenvolvido aproximadamente ao mesmo tempo que a fase mineral inicial amadurece em hidroxiapatite. Existe também uma correlação positiva significativa entre a concentração de osteocalcina e o grau de mineralização (Roy *et al.,* 2001). Estes dados sugerem que a osteocalcina pode desempenhar um papel na maturação do mineral ósseo. Primeiro, é sintetizada a rede de colagénio, seguida da incorporação de proteínas não colagénicas. A produção de colagénio tipo I e a formação da matriz colagénica são seguidas por um aumento da expressão da fosfatase alcalina. Esta diminui gradualmente quando a mineralização da matriz prossegue. A osteocalcina aparece nas últimas fases da via de diferenciação, aproximadamente no início da mineralização (Owen *et al.,* 1990a). A matriz orgânica recém-sintetizada que ainda não foi mineralizada é conhecida como osteoide e é observada devido a um intervalo de tempo entre a formação da matriz e a sua subsequente calcificação, que é de cerca de 10 dias em humanos (Baron, 2003).

2.4.5.5 .C Expressão da osteocalcina limitada ao osso maduro

A osteocalcina não só está presente no tecido ósseo como também é sintetizada em culturas de células ósseas e a proteína segregada é idêntica à isolada do osso. A expressão da osteocalcina parece ser exclusiva do tecido ósseo e restringe-se principalmente às células da linhagem osteoblástica. É fortemente expressa por osteoblastos maduros (Bataille *et al.*, 1987), mas também por osteócitos (Aarden *et al.*, 1996), para além de condrócitos hipertróficos (Lian *et al.*, 1993), cementoblastos (Bronckers *et al.*, 1994) e odontoblastos (Papagerakis *et al.*, 2002).

A expressão da osteocalcina parece ser estritamente regulada de uma forma específica da fase de desenvolvimento durante a diferenciação do fenótipo osteoblástico. A osteocalcina não é expressa nas fases iniciais da diferenciação osteoblástica, mas é um marcador proeminente de osteoblastos tardios e maduros (Bellows *et al.*, 1999). Além disso, a expressão da osteocalcina é induzida in vitro no início da mineralização, claramente após a expressão de outros marcadores osteoblásticos, como a fosfatase alcalina e o colagénio de tipo I (Owen *et al.*, 1990a). Assim, a expressão da osteocalcina é considerada uma caraterística específica das fases tardias da formação óssea.

2.4.5.2. D Variabilidade analítica

Atualmente, a maioria dos marcadores do turnover ósseo são medidos por imunoensaios, como o ensaio imunoenzimático (ELISA), o imunoensaio de electroquimioluminescência (ECLIA) e o radioimunoensaio (RIA), ou por ensaios cromatográficos, como a cromatografia líquida de alta eficiência (HPLC) ou a cromatografia líquida/espetrometria de massa (LC/MS) (Seibel, 2005).

2.4.6 Imunoensaios

Os imunoensaios são ensaios bioquímicos que medem a concentração de um determinado antigénio de interesse numa solução através da utilização de anticorpos. Atualmente, a maioria dos imunoensaios está disponível em plataformas automatizadas. Em concentrações relevantes, a variabilidade intra-ensaio e inter-ensaio da maioria dos ensaios com tecnologia de plataforma automatizada é inferior a 10%, uma melhoria considerável em relação aos métodos de ensaio anteriores (Seibel *et al.*, 2001). As etiquetas nos imunoensaios permitem a deteção de antigénios e são normalmente enzimas. Outros marcadores habitualmente utilizados para detetar antigénios da solução são isótopos radioactivos, designados por radioimunoensaio (RIA), ou a emissão de luz produzida por uma reação química, designada por quimiluminescência-imunoensaio (CLIA). Os imunoensaios que utilizam enzimas são designados por imunoensaios enzimáticos. Foram utilizados vários formatos diferentes em aplicações de imunoensaio enzimático. A imobilização do antigénio no fundo dos poços de microtitulação pode ser efectuada por adsorção direta , indiretamente através de um anticorpo de captura ou com dois anticorpos quando a tecnologia de ensaio é designada por ensaio em sanduíche. As formas mais conhecidas de imunoensaios enzimáticos são os ensaios imunoenzimáticos (EIA) e os ensaios imunoenzimáticos (ELISA) (Rissanen, 2013) (Figura 2.10).

O método ELISA é realizado por rotina em placas de 96 poços e, no final do ensaio, desenvolve-se uma reação colorida. A intensidade da cor em cada alvéolo é quantificada espectrofotometricamente, utilizando um leitor ELISA, e o grau de atividade está diretamente relacionado com uma curva-padrão executada em cada placa. O teste ELISA é geralmente fácil de efetuar e várias das etapas podem ser automatizadas (Wadhwa *et al.,* 1990). O objetivo de um ELISA é determinar se uma proteína específica está presente numa amostra. Existem duas variações principais deste método: determinar a quantidade de anticorpo presente numa amostra ou determinar a quantidade de proteína ligada a um anticorpo. O ELISA é efectuado em placas de poços, o fundo de cada poço é revestido com uma proteína à qual se liga o anticorpo a medir. O soro é incubado num poço, e cada poço contém um soro diferente. Um soro de controlo positivo e um soro de controlo negativo devem ser incluídos entre as 96 amostras a testar. Após algum tempo, o soro é removido e os anticorpos fracamente aderentes são lavados com uma série de lavagens com tampão. Para detetar os anticorpos ligados, é adicionado um anticorpo secundário a cada poço. Este anticorpo secundário ligar-se-ia a todos os anticorpos humanos e é normalmente produzido num roedor. Uma enzima é ligada ao anticorpo secundário, como a peroxidase ou a fosfatase alcalina. Estas enzimas podem metabolizar substratos incolores em produtos coloridos. Após um período de incubação, a solução de anticorpo secundário é removida e os anticorpos pouco aderentes são lavados como anteriormente. O passo final é a adição do substrato enzimático e a produção de um produto colorido nos poços com anticorpos secundários ligados.

Uma vez concluída a reação enzimática, a placa inteira é colocada num leitor de placas e a densidade ótica (ou seja, a quantidade de produto colorido) é medida para cada poço. A quantidade de cor produzida é proporcional à quantidade de anticorpo primário ligado às proteínas no fundo dos poços (Davidson College, 2002).

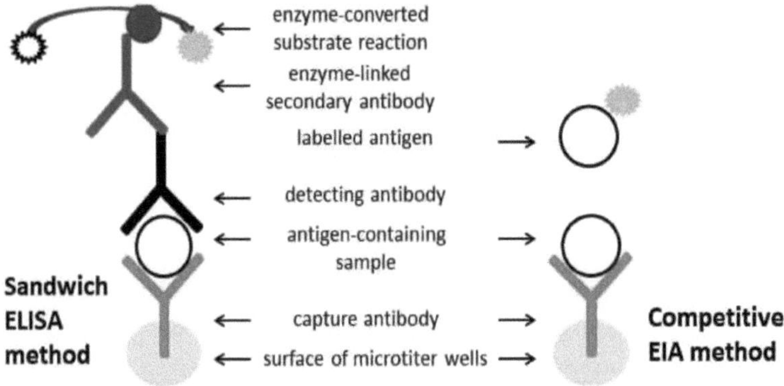

Figura 2.10. Apresentação esquemática dos ensaios ELISA e EIA A) O método ELISA em sanduíche utiliza um anticorpo de captura ligado e um anticorpo de deteção livre marcado; B) O método EIA competitivo baseia-se na ligação competitiva entre a substância a analisar e um antigénio marcado.

2.5 Avaliação radiográfica da densidade óssea

O objetivo ideal de um exame radiográfico é obter o máximo de informação possível sobre a cicatrização óssea. Foram adoptadas várias abordagens para estudar a reação óssea e os processos de cicatrização. Estes estudos baseiam-se maioritariamente em investigações experimentais e histológicas em animais para compreender os processos de cicatrização do osso (Barone *et al.,* 2011).

Muitos métodos têm sido utilizados para medir a densidade mineral óssea (DMO) e a resistência, utilizando radiação ionizante ou ultra-sons. Os primeiros meios radiográficos foram a radiografia simples e a radiogrametria, seguidos da absorciometria radiográfica. Seguiu-se a absorciometria de fotão simples e duplo, que utilizava fontes de radionuclídeos. Seguiu-se o desenvolvimento da absorciometria de raios X de energia única, que utiliza um feixe de raios X de energia única. Estes métodos foram largamente ultrapassados pela absorciometria de raios X de dupla energia (DEXA), pela tomografia computorizada quantitativa (QCT) e pela ecografia periférica (Technical White Paper, 2006).

2.5.1 Radiografia simples

As primeiras tentativas de quantificar a densidade óssea utilizaram a radiografia simples do esqueleto. No entanto, a desmineralização óssea só se torna visualmente óbvia após uma perda de densidade óssea de 40% ou mais. Isto depende dos padrões trabeculares do osso e da espessura do córtex vertebral, o que levou ao desenvolvimento de sistemas de classificação altamente subjectivos. Depois disso, a radiografia simples foi substituída por métodos mais quantitativos de densitometria óssea (Technical White Paper, 2006).

2.5.2 Densitometria

A densitometria fornece informações importantes sobre a cicatrização do osso. A densitometria demonstrou estar correlacionada com o estado biomecânico do calo de cicatrização, pelo menos na fase inicial da cicatrização da fratura. A densitometria ou radiogrametria, que é uma radiografia simples do calo de consolidação, tem sido realizada tradicionalmente através da inspeção de radiografias; a densidade ótica de uma radiografia é, teoricamente, uma medida indireta do conteúdo mineral ósseo (DMO), embora tenha várias limitações

(Markel e Chao, 1993). A fotodensitometria é semelhante à radiogrametria, mas inclui uma cunha de alumínio que é colocada na película no momento em que a radiografia é tirada e cada cunha de alumínio tem uma densidade conhecida para deteção da consolidação óssea precoce (Ellwood, 1997).

2.5.3Radiografia digital

Podem ser alcançadas melhorias adicionais se a radiografia for efectuada com métodos normalizados e se a colocação da película e a projeção da irradiação forem reproduzidas nas radiografias subsequentes. A exatidão no reconhecimento das alterações de densidade é consideravelmente melhorada pela utilização de novos e avançados métodos de análise de imagem computorizada. O processamento digital de imagens permite que duas imagens em série sejam subtraídas uma da outra, reduzindo assim o nível de ruído anatómico na imagem. Isto, por sua vez, torna as alterações morfológicas e de densidade mais visíveis. Uma vantagem adicional obtida com o uso da análise computadorizada de imagens é a oportunidade de quantificar a quantidade de alteração na densidade óssea que ocorreu. A quantificação fornece uma descrição mais objetiva da alteração do que uma interpretação subjectiva , e os dados resultantes são mais aplicáveis a análises estatísticas. A maioria desses métodos computadorizados baseia-se no aprimoramento e na deteção de alterações de densidade entre imagens de acompanhamento que se relacionam com alterações no conteúdo mineral ósseo (Matteson, *et al.,* 1996).

Além disso, os recentes desenvolvimentos na radiografia digital (DR) deram ao dentista a capacidade de efetuar exames radiográficos com uma redução de até 80% da dose de radiação, em comparação com a radiografia convencional com película simples. A radiografia digital proporciona um maior rendimento de diagnóstico no acompanhamento de defeitos ósseos, mas não fornece informações exactas sobre o curso da nova formação óssea, porque não é quantitativa, mas é considerada o método radiográfico mais adequado para avaliar a quantidade de nova formação óssea do que a TAC e a DEXA. No entanto, é mais aplicável, de baixo custo em comparação com a TAC e a DEXA, e é uma técnica de imagiologia não invasiva, que fornece mais informações ao examinador e, ao mesmo tempo, reduz a exposição à radiação (Gundappa e Whaites, 2006).

As imagens da radiografia digital podem ser transferidas para o programa ImageJ, que nos permite medir o comprimento dos três eixos principais. Este programa permite-nos medir as diferenças de dimensão do defeito de tamanho ósseo em relação à quantidade de radio-opacidade que preenche o defeito. É considerado um método alternativo para alcançar os mesmos resultados na medição dos parâmetros morfológicos com métodos manuais, mas com menos tempo, mais reprodutível, quantitativo, processamento de imagem automatizado e medidas mais práticas (Crawford e Mortensen, 2009).

2.5.4Absorção de raios X de dupla energia (DEXA)

É o método de eleição para definir o BMC com maior exatidão. No entanto, é também um método projecional, que pode ter algumas das limitações da fotodensitometria radiográfica. A DEXA é considerada como o método "Gold standard" para avaliar o conteúdo mineral de todo o esqueleto (Smolec *et al.,* 2010).

O princípio do DEXA utiliza raios X em vez de isótopos. Os dois picos de energia são utilizados para separar o osso dos tecidos moles. Isto é conseguido com filtros de borda K num kVp fixo (kilovoltagem, pico) ou com impulsos alternados (Technical White Paper, 2006).

As técnicas DEXA baseiam-se no princípio de que o cálcio presente no osso atenua a passagem dos feixes de raios X proporcionalmente à quantidade de mineral presente, comparando o grau de atenuação com padrões conhecidos.

Os valores de DMO podem ser estimados para numerosos locais do esqueleto e os valores são expressos em gramas de hidroxiapatite por cm^2 (g/cm^2) da área analisada (NOF, 2006).

O DEXA oferece várias vantagens, entre as quais se destaca a colimação mais apertada do feixe, o que resulta numa menor sobreposição da dose entre as linhas de exame e, por conseguinte, numa menor dose de radiação para o doente, numa maior resolução da imagem, em tempos de exame mais curtos e numa maior precisão (Technical White Paper, 2006).

2.5.5Tomografia computorizada quantitativa (QCT):

O desenvolvimento da tomografia computorizada foi um marco na radiologia. Em 1972, a primeira unidade clínica de raios X de tomografia computorizada foi desenvolvida por G.N. Hounsfield em Inglaterra (Matteson et al., 1996). A tomografia computorizada (TC) utiliza raios X para representar uma imagem em corte transversal de um objeto sem sobreposições. O scanner de TC faz múltiplas projecções de um objeto com um feixe de raios X fino e em forma de leque. Os detectores de radiação medem a atenuação dos raios X do objeto em cada uma destas projecções e um computador reconstrói os dados de atenuação para produzir uma imagem em corte transversal, ou "fatia", do objeto (Fullerton e Potter, 1994). Em comparação com o DEXA, mede a verdadeira densidade volumétrica (massa de tecido ósseo por unidade de volume) em vez de fornecer resultados ajustados à área (Lindsay e Cosman, 2012).

Uma abordagem viável consiste em acompanhar a alteração da densidade óssea com base nas unidades Hounsfield da TC. No entanto, um exame de TC é dispendioso e a exposição repetida dos doentes à TC aumenta o risco de sobredosagem de radiação, que são as principais razões para a limitação da utilização da TC para monitorizar a alteração da densidade óssea (Hasan *et al.*, 2014).

A HU parece ser um método útil para analisar a densidade óssea, apesar das elevadas doses de radiação associadas à imagiologia por TC. A TC permite uma avaliação tridimensional precisa das estruturas anatómicas e a medição direta da densidade óssea, expressa em unidades Hounsfield (UH), e caraterísticas que fornecem informações importantes sobre o osso (Aksoy *et al.*, 2009).

As unidades Hounsfield (HU) são números padrão originários da imagiologia por

TAC. Representam a densidade relativa dos tecidos do corpo em relação a uma escala calibrada de níveis de cinzento, dependem de valores para o ar (-1000 HU), água (0 HU) e densidade óssea (+1000 HU) (Nackaerts *et al.,* 2011).

A tomografia computorizada revolucionou a imagiologia clínica ao oferecer quatro grandes melhorias em relação à projeção tradicional (radiografia em película simples). Em primeiro lugar, a TC eliminou as sobreposições. Em segundo lugar, permite a resolução de objectos que diferem apenas ligeiramente na sua atenuação da radiação. Em terceiro lugar, os dados da TC são adquiridos digitalmente e, por conseguinte, oferecem uma maior flexibilidade no processamento, armazenamento, transmissão, análise e reformatação das imagens do que as imagens baseadas em película (Matteson, *et al.,* 1996). Em quarto lugar, a maior vantagem da QCT é a avaliação da densidade do osso esponjoso. Não é afetada por doenças degenerativas, o que constitui um problema particular com a DEXA (OMS, 2003). A TC é utilizada como modalidade de imagiologia em animais de pequeno e grande porte. Tem sido utilizada em ovinos para avaliar modelos para novas técnicas cirúrgicas (Sarkar et al., 2006) ou para prever a composição da carcaça para seleção genética e detetar doenças ósseas metabólicas (Dittmer *et al.,* 2011).

2.5.6Ultrassom quantitativo (QUS):

Os densitómetros de ultra-sons, vulgarmente designados por ultra-sons quantitativos (QUS), permitem medir as propriedades ósseas sem utilização de radiação ionizante. Recentemente, demonstrou-se que é um bom indicador do risco de fratura. O QUS mede a distância entre dois pontos e o tempo necessário para que a onda sonora se desloque entre esses dois pontos. As velocidades mais rápidas estão correlacionadas com uma maior densidade e força óssea ou resistência à fratura. A velocidade do som através do osso está inversamente relacionada com o risco de fratura e a atenuação dos ultra-sons pode ser aplicada para determinar a rigidez, que é outro indicador da densidade mineral óssea (Matteson, *et al.,* 1996; Nayak *et al.,* 2006).

O local mais comum para a QUS é o calcâneo (calcanhar), o rádio, o dedo e a tíbia. Provou ser útil como ferramenta de rastreio, mas devido à baixa precisão da medição, não é recomendada para a monitorização em série de alterações esqueléticas (Kenneth, 2007).

Para além disso, as QUS têm a vantagem de não envolverem radiação ionizante e poderem fornecer informações sobre a organização estrutural do osso, pelo seu baixo custo e portabilidade (Nayak *et al.*, 2006).

CAPÍTULO 3

Materiais e métodos

O protocolo e as diretrizes deste estudo foram aprovados pelo Comité Científico/ Departamento de Cirurgia Oral e Maxilofacial/ Faculdade de Medicina Dentária, Universidade de Mosul. A parte clínica decorreu entre março/2012 e outubro/2013. O projeto do presente estudo foi aceite em 23/5/2012.

3.1 Seleção animal

Este estudo foi efectuado em onze ovinos domésticos adultos, machos, com 7-8 meses de idade, cada um pesando 25-30 kg, provenientes do mercado local. Durante todo o período do estudo, os animais foram permanentemente alojados no interior do biotério da Faculdade de Medicina Dentária/Universidade de Mosul. Foram mantidos em alojamento de grupo sob um ciclo de fotoperíodo de luz das 6:00 às 18:00 horas e de escuridão das 18:00 às 6:00 horas, a uma temperatura de 20±2 °C. Os animais foram alimentados duas vezes por dia com uma dieta padronizada (Ipek Yem, Turquia) e água da torneira. Os animais foram colocados em quarentena e habituados às condições de alojamento durante 7 dias antes do procedimento cirúrgico para verificar o estado geral e assegurar a ausência de doenças gerais ou infecciosas. Todos os animais foram operados na unidade experimental do Departamento Oral e Maxilofacial da Faculdade de Medicina Dentária.

3.2 Instrumentos e materiais operatórios

3.2.1 Para procedimentos cirúrgicos

A- Armamentarium:

O conjunto cirúrgico utilizado para efetuar os procedimentos continha os seguintes instrumentos, a seguir enumerados: (Figura 3.1)

1. tamanho da lâmina cirúrgica: 10, com cabo de bisturi n.º 3.

2. Elevador periosteal.

3. Pinça de artéria.

4. Retractores de aba em aço inoxidável.

5. Pinça para tecidos dentados.

6. Suporte da agulha.

7. Tesoura.

8. Uma broca de trefina de 5 mm de diâmetro (Dentium, Co., Ltd, Seul, Coreia do Sul).

9. Peça de mão cirúrgica reta (NSK, Nakanishi Inc, Japão).

10. Prato de vidro Dappin.

11. Pinças de aço inoxidável.

12. Curadores.

13. Seringa dentária com agulhas dentárias descartáveis.

14. Sutura de seda Blake 3/0 (Huaian Angel medical instruments Co., LTD, China).

15. Sutura cirúrgica sintética, entrançada, absorvível de ácido poliglicólico 4/0 (Escócia).

16. Régua esterilizável em aço inoxidável.

***8- Materiais**:* (Figura 3.1)

1. Luvas cirúrgicas e máscara facial...

2. Esponja de gelatina (Gela tamp, Colte'ne/ Whaledent, Alemanha).

3. Compressa de gaze e gesso cirúrgico Silk.

4. Solução salina normal.

5. Toalhas descartáveis.

6. Anestesia local de lidocaína HCL a 2% com epinefrina 1:80.000 (New Stetic/ Colômbia).

7. Seringa descartável de 5 ml.

8. Seringa de insulina descartável de 100 UI.

9. Iodopovidona a 10%.

C- Materiais testados para produtos farmacêuticos:

1. Salmon Calcitonin de 100 UI de Calcitonina de Salmão sintética injetável (Miacalcic, Novartis, Basileia, Suíça).

2. Alendronato de sódio (material de trabalho padrão), pureza: 101,2% (Merck, Co, Inc. USA) (Figura 3.2).

D- Medicação:

1. Cetamina (cloridrato de cetamina 50mg/ml, Gracure Pharmaceuticals Ltd, Bhiwadi, Índia).

2. Xyla 50ml, cada ml continha 20mg de xilazina (the Egyptian Co. for chemicals & pharmaceticals (Adwia), Egito).

3. Solução injetável de cloridrato de oxitetraciclina, 200mg/ml, (Woerden-Holanda).

4. Aerossol tópico do antibiótico clortetraciclina (spray) 200 ml (Irão) (Figura 3.3).

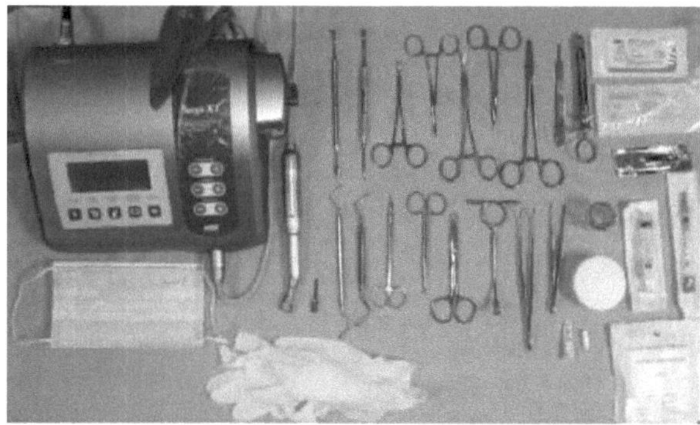

Figura (3.1): Armamentário e materiais utilizados no procedimento cirúrgico.

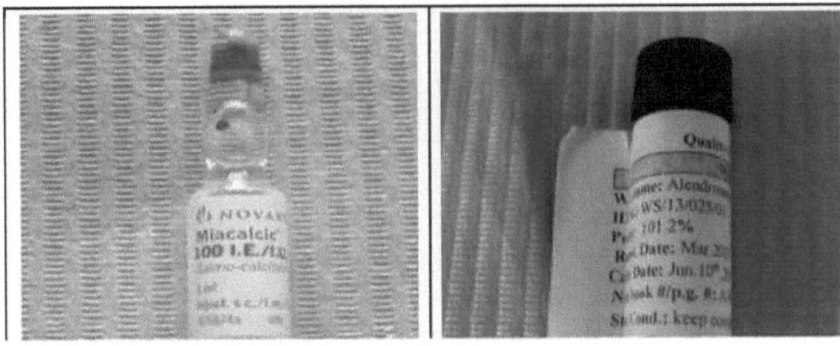

Figura (3.2): Os materiais de estudo, Calcitonina de salmão (A), Alendronato de sódio puro (B).

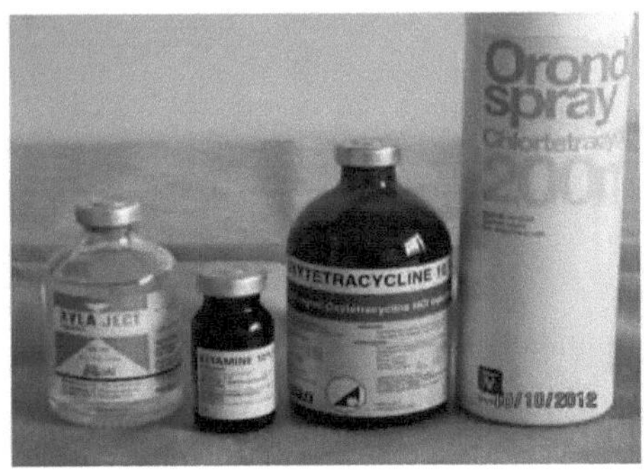

Figura (3.3): Medicamentos.

3.2.2Equipamento para avaliação radiológica

1. Máquina de radiografia digital (Planmeca, 00880, Helsínquia, Finlândia).
2. Sensor digital (dixi^2, Planmeca, Finlândia).
3. Tomografia computorizada (Siemens Somatom Definition AS, Erlangen, Alemanha).
4. sistema de estação de trabalho (Siemens Somatom Definition AS, Erlangen, Alemanha).

3.2.3Para avaliação histológica

3.2.3. a Materiais

1. Formalina tamponada a 10%.
2. Ácido fórmico a 50%.

3. Citrato de sódio a 20%.
4. Álcool etílico.
5. Xilol.
6. Cera de parafina.
7. Corante de hematoxilina-eosina.
8. Lâmina de vidro para microscópio, lâmina de cobertura.
9. Montagem DPX.

3.2.3.b Equipamento

1. Minimicrótomo automatizado (Struers minitom, Dinamarca)

1. Banho de água.
2. Micrótomo manual.
3. Forno.
4. Microscópio de luz (Optika, Ponteranica (BG)- Itália).
5. Câmara digital (Aiptek, Alemanha).

3.3 Procedimento cirúrgico

3.3.1 Preparação e pré-medicação

Os animais operados foram mantidos em jejum durante 12 horas antes da cirurgia, a comida foi retirada, mas a água estava disponível. Os animais foram distribuídos por três grupos, sendo cada grupo experimental constituído por quatro ovelhas. O primeiro grupo foi utilizado para a aplicação local de calcitonina de salmão; o segundo grupo foi utilizado para a administração local de alendronato; as últimas três ovelhas foram selecionadas para o grupo de controlo. O número de amostras foi de 36 defeitos ósseos incluídos no grupo de controlo, enquanto nos grupos tratados com Calcitonina de salmão e Alendronato as amostras de defeitos ósseos foram de 64 orifícios para cada grupo testado.

Os animais experimentais foram sacrificados por um abate islâmico às 2, 4, 8 e

12 semanas após o procedimento cirúrgico para cada grupo. Cada animal foi programado para quatro cirurgias em cada membro em intervalos de tempo diferentes, de acordo com o período planeado de sacrifício, começando com 12 semanas no primeiro membro e terminando ao fim de 2 semanas no último membro.

3.3.2Indução e manutenção da anestesia

No dia da operação, o animal recebeu anestesia geral induzida por injeção intramuscular de uma mistura contendo (10mg/kg) cloridrato de cetamina como agente anestésico geral e (2mg/kg) xilazina como solução sedativa e analgésica (Arnemo *et al.* 2002). A cetamina é um fármaco versátil e pouco dispendioso que tem um efeito analgésico, hipnótico e amnésico (Craven, 2007). É utilizada em combinação com a xilazina como relaxante muscular para a indução da anestesia.

3.3.3Cirurgia

O animal foi colocado em decúbito lateral e rodado sobre o esterno para o outro local durante o procedimento. O lado operado foi raspado e desinfetado com iodopovidona a 10% (Iraque). Anestesia local por infiltração de lidocaína HCL a 2% com epinefrina 1:80.000 foi administrada no local da cirurgia antes da incisão para hemostasia. Foi efectuada uma incisão cutânea ao longo do eixo longitudinal na face lateral da tíbia com cerca de 5-6 cm de comprimento, incisão essa que permitiu a reflexão de um retalho de espessura total no sentido antero-posterior para expor o osso em condições assépticas. Após exposição e reflexão dos tecidos moles, em cada tíbia para o grupo de controlo, Foram preparados 3 orifícios monocorticais (de forma cilíndrica) e 4 orifícios monocorticais em cada tíbia para ambos os grupos tratados com um diâmetro de 5 mm de largura com uma broca de trefina até atingir os espaços medulares sob irrigação constante com solução salina estéril numa peça de mão cirúrgica de baixa velocidade a 1500 rpm para criar defeitos ósseos de um lado no local exato da tíbia, deixando uma distância de cerca de 5 mm entre cada orifício, e o osso trefilado foi removido do campo cirúrgico. Em seguida, as cavidades ósseas foram cuidadosamente lavadas com solução salina normal para eliminar os resíduos ósseos e secas com gaze antes de serem preenchidas com o material experimental (Figura 3.4 A- L).

3.3.4Agrupamento e preparação do material injetado

No grupo de controlo, o orifício proximal e distal foi deixado sem qualquer tratamento para servir de controlo negativo e o orifício intermédio foi preenchido com uma esponja de gelatina simples para servir de controlo positivo.

No grupo tratado com Calcitonina de salmão tópica, cada cavidade foi preenchida com 10 UI (unidade internacional) de Calcitonina de salmão sintética injetável (Miacalcic, 100 UI, Novartis, Basileia, Suíça), transportada por uma esponja de gelatina. A esponja de gelatina de 7×4×4 mm foi imersa em 10 UI de calcitonina de salmão durante 5 minutos e depois colocada na cavidade. Uma unidade internacional (UI) corresponde a cerca de 0,2μg de fármaco.

No grupo do Alendronato aplicado localmente, os defeitos foram preenchidos com uma esponja de gelatina embebida em 2 mg de Alendronato de Sódio puro (material padrão de trabalho), com uma pureza de 101,2% dissolvida em 0,1 ml de água destilada. Esta dose foi preparada para fornecer uma dose elevada semelhante à utilizada em experiências para estimular a consolidação de fracturas por injeção sistémica (Kücük *et al.,* 2011). O mesmo tamanho de esponja de gelatina, como mencionado anteriormente, foi embebido durante 5 minutos na solução do fármaco e depois aplicado nos defeitos ósseos.

Em cada membro, um orifício foi preenchido apenas com esponja de gelatina para servir de orifício de controlo para esse grupo testado. Após a conclusão da colocação do material, o retalho foi suavemente aproximado e o fecho primário da ferida foi efectuado por camadas. O tecido subcutâneo foi fechado com sutura cirúrgica de ácido poliglicólico absorvível, sintética, entrançada, 4/0, e a pele foi fechada com sutura de seda preta não reabsorvível 3/0, que foi removida 10 dias após a cirurgia. Finalmente, foi aplicado um aerossol tópico de antibiótico clortetraciclina na ferida cirúrgica e, em seguida, a ferida foi coberta com gaze para a proteger da entrada de palha na ferida durante a recuperação e nas primeiras horas após a cirurgia.

3.3.5Cuidados pós-operatórios

No pós-operatório imediato, foi administrado antibiótico intramuscular (20 mg/kg) de oxitetraciclina duas vezes por dia durante 3 dias (Riviere e Papich, 2009). Os animais foram então devolvidos ao seu recinto e monitorizados até à sua recuperação total. Em seguida, os animais foram colocados em gaiolas separadas num ambiente normalizado para permitir que os animais vivessem e alimentados com uma dieta normalizada. Ao longo do período de estudo, os animais receberam uma dieta equilibrada e cuidados veterinários periódicos, não tendo sido observada qualquer evidência de complicações adversas graves a nível local ou sistémico durante todo o período de estudo. As tíbias foram cuidadosamente dissecadas, sem tecidos moles, e as amostras de tecidos duros foram transferidas para uma solução de formalina tamponada a 10%.

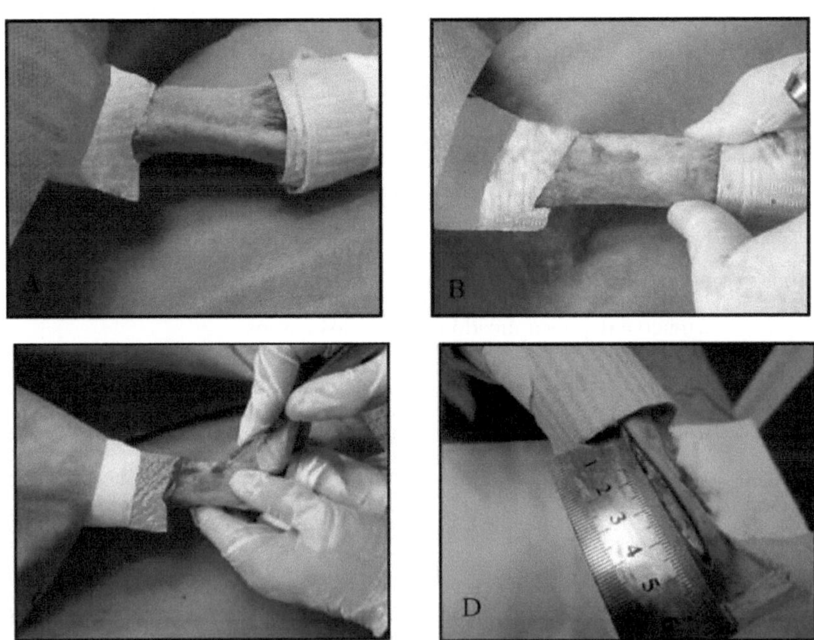

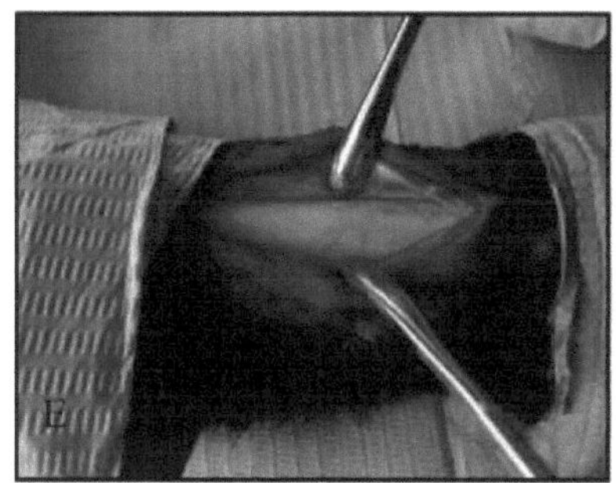

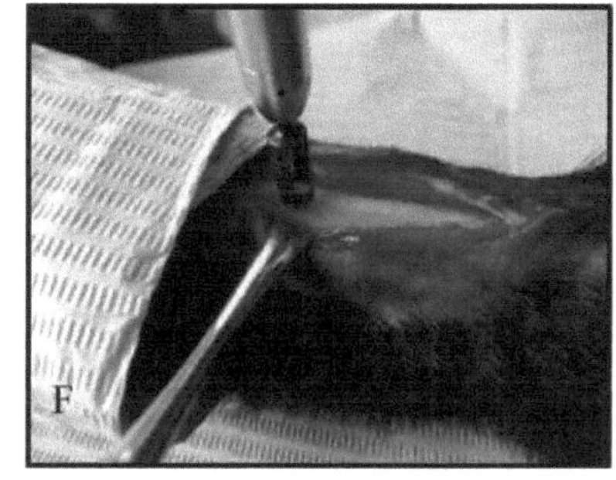

Figura 3.4 (A-F): Operação cirúrgica. A: preparação do local do campo operatório, B: injeção de solução anestésica local no local da operação, C: incisão cirúrgica, D: incisão de 5 cm da pele, E: reflexão do retalho e exposição óssea, F: perfuração do orifício ósseo com broca trefina.

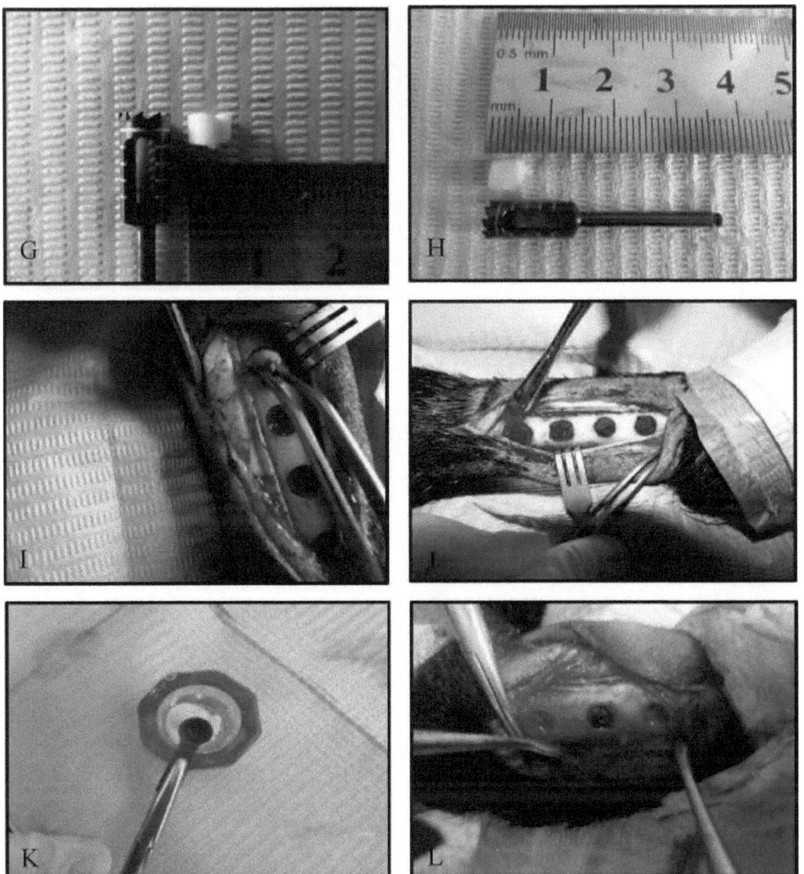

Figura 3.4 (G-L): Operação cirúrgica. G,H: remoção monocortical de osso com 5 mm de diâmetro, I: inserção de esponja de gelatina plana no orifício proximal para servir de controlo, J: inserção de esponja de gelatina com calcitonina, K: preparação de 2 mg de alendronato de sódio puro para dissolver em água destilada, L: aplicação de esponja de gelatina com alendronato de sódio no defeito ósseo proximal e distal e de esponja de gelatina plana no defeito médio.

3.4 Avaliação bioquímica

A determinação da osteocalcina sérica e da fosfatase alcalina específica do osso foi efectuada através da tecnologia de ensaio padrão de sorção imune ligado a enzimas em sanduíche (Elisa), utilizando um kit específico para a osteocalcina de ovino e para a fosfatase alcalina específica do osso (My Bio Source. Com., EUA), seguindo as instruções do fabricante. A densidade ótica (DO) das amostras de soro foi lida num leitor de microplacas de tamanho normalizado (Biotek, EUA) (Figuras 3.5 e 3.6).

3.4.1 Colheita de sangue

As amostras de sangue foram colhidas do sangue venoso jugular de animais em jejum noturno, o sangue foi colhido em tubos de soro sem anticoagulante entre as 8:00 e as 9:00 horas da manhã, e antes da alimentação, para evitar variações diurnas. As amostras foram selecionadas aleatoriamente nos grupos de controlo e de teste. Foram colhidos cinco ml de sangue de cada ovelha e colocados num tubo simples sob vácuo. Foram colhidas amostras de sangue de cada ovelha operada quatro vezes, uma imediatamente antes da operação, a segunda às 24 horas do pós-operatório, a terceira às 72 horas e a última aspiração no sétimo dia após a cirurgia. Nos 30 minutos seguintes à colheita, os soros foram separados o mais rapidamente possível do coágulo de glóbulos vermelhos após centrifugação a 3000 rpm durante 10 minutos; o soro resultante foi rapidamente colhido em tubos Eppendorf de 1,5 ml e armazenado a -20 C° durante 4-6 meses antes da análise. Todas as amostras foram colhidas no inverno, de janeiro a março. Todos os animais eram aparentemente saudáveis e foram libertados ou levados para o seu biotério após a imobilização. (Figura 3.7).

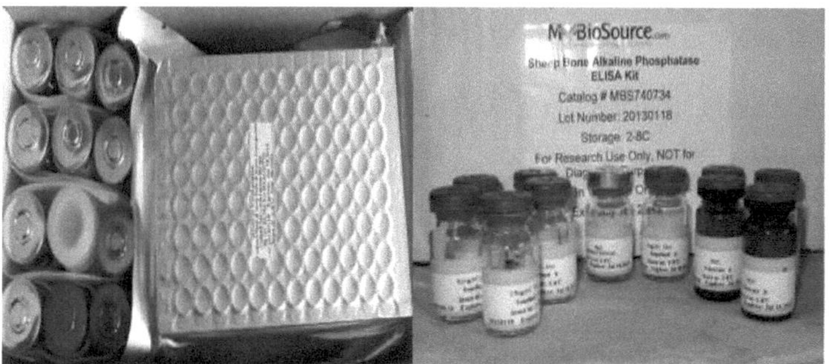

Figura (3.5): Kit Elisa para fosfatase alcalina específica do osso

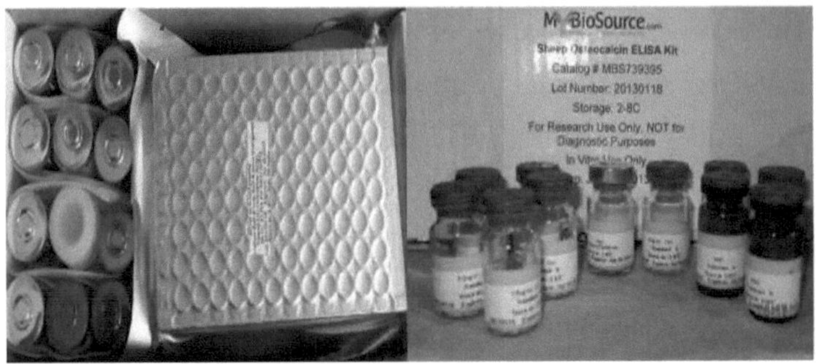

Figure (3(6) Osteocalcina Elisa kit

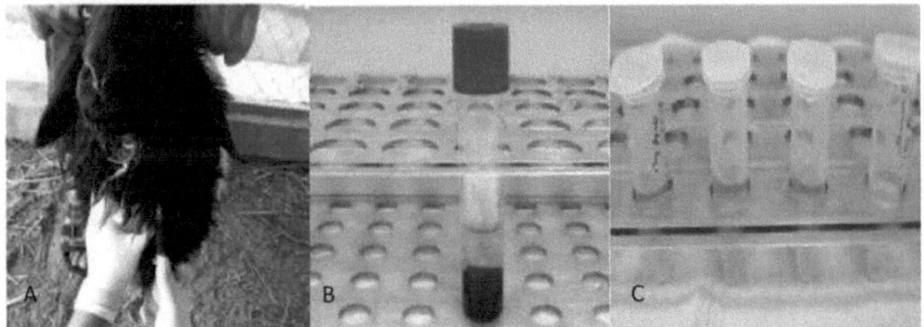

Figure (3(7) Sangue colhido da veia jugular (A), centrifugação do sangue após 30 minutos (B), separação do soro dos glóbulos vermelhos (C).

*3.4.2*Equipamentos e instrumentos

3.4.3.A. Equipamento de extração de sangue:

1. Seringa hipodérmica descartável de 5 ml, luvas, algodão e iodopovidona.
2. Tubo estéril de vidro simples para vácuo (China).
3. Tubos Eppendorff esterilizados (1,5 ml) para armazenamento de amostras em congelação profunda (China).
4. Centrifugadora tipo Xinkang 80-2 China .
5. Frigorífico com congelação (-20).

3.4.2.B . Equipamento de análise do soro:

Kits de ensaio de imunoabsorção enzimática (kits ELISA) - kits de Osteocalcina de carneiro e fosfatase alcalina específica do osso apenas para investigação (My

Bio Source. Com., EUA).

- Máquina de lavar automatizada (BioTek, EL*50, EUA) (Figura 3.8).
- Leitor de placas ELISA (BioTek, EL*800, EUA) (figura 3.9).
- Micro pipetas (10 -100µl) (Rainin, EUA).
- Pontas de micropipetas amarelas descartáveis, tamanho 200 µl (Eppendrof Type, China).
- Incubadora digital (Binder, Alemanha).

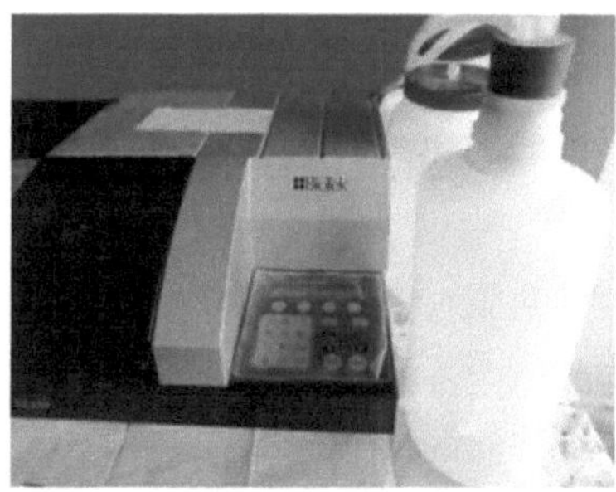

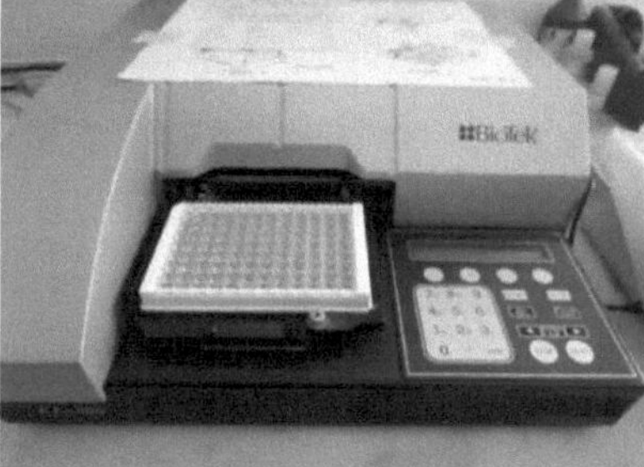

Figura (3.8): Máquina de lavar automática **Figura (3.9):** Leitor de placas ELISA

3.4.3 Determinação da hormona Osteocalcina (OC) no soro de ovinos, de acordo com o fabrico:

A medição da hormona Osteocalcina sérica foi determinada com um ensaio comercial de sorção imune ligado a enzimas (ELISA). Consiste nas seguintes etapas:

3.4.3.A Princípio do ensaio:

O kit Osteocalcina ELISA aplica a técnica de imunoensaio enzimático competitivo utilizando um anticorpo monoclonal anti-OC e um conjugado OC-HRP (peroxidase de rábano). A amostra do ensaio e o tampão são incubados juntamente com o conjugado OC-HRP numa placa pré-revestida durante uma hora. Após o período de incubação, os poços são decantados e lavados cinco vezes. Os poços são então incubados com um substrato para a enzima HRP. O produto da reação enzima-substrato forma um complexo de cor azul. Por fim, é adicionada uma solução de paragem para parar a reação, que tornará a solução amarela. A intensidade da cor é medida espectrofotometricamente a 450 nm num leitor de microplacas. A intensidade da cor é inversamente proporcional à concentração de OC, uma vez que o OC das amostras e o conjugado OC-HRP competem pelo local de ligação do anticorpo anti-OC. Uma vez que o número de sítios é limitado, à medida que mais sítios são ocupados por OC da amostra, restam menos sítios para ligar o conjugado OC-HRP. É traçada uma curva padrão que relaciona a intensidade da cor (O.D.) com a concentração dos padrões. As concentrações da preparação padrão foram tomadas como eixo X e o seu valor de DO como eixo Y para desenhar uma curva e obter a equação. Os valores de DO das amostras foram aplicados à equação para calcular as concentrações de osteocalcina das amostras. A concentração de cada amostra foi obtida a partir da concentração medida multiplicada por dez, uma vez que a amostra medida foi diluída dez vezes. A concentração de OC em cada amostra é interpolada a partir desta curva padrão.

*3.4.3.B **Reagentes:***

Todos os reagentes fornecidos são armazenados a 2-8° C. Tabela (3.1)

Tabela 3.1: Reagente fornecido no kit de Osteocalcina

1.	**Placa de microtitulação**	**96 poços poço de strip**
2.	**Conjugado enzimático**	**6,0 ml 1 frasco para injectáveis**
3.	**Norma A**	**0 ng/mL 1 frasco**
4.	**Norma B**	**2,5 ng/mL 1 frasco**
5.	**Norma C**	**5,0 ng/mL 1 frasco para injectáveis**

6.	**Norma D**	**10 ng/mL 1 frasco**
7.	**Norma E**	**25 ng/mL 1 frasco para injectáveis**
8.	**Norma F**	**50 ng/mL 1 frasco**
9.	**Substrato A**	**6 mL 1 frasco**
10.	**Substrato B**	**6 mL 1 frasco**
11.	**Solução de paragem**	**6 mL 1 frasco**
12.	**Solução de lavagem x100**	**10 mL 1 frasco**
13.	**Solução de equilíbrio**	**6 mL 1 frasco**

3.4.3. C Preparação dos reagentes:

1. Colocar todos os componentes do kit e as amostras à temperatura ambiente (20-25 °C) antes de os utilizar.

2. Solução de lavagem - Diluir 10 mL de concentrado de solução de lavagem (100×) com 990 mL de água desionizada ou destilada para preparar 1000 mL de solução de lavagem (1×).

3.4.3. D Procedimento de ensaio:

1. Preparar todos os suportes antes de iniciar o procedimento de ensaio.

2. Fixar o número desejado de poços revestidos no suporte e, em seguida, adicionar 100 uL de Padrões ou Amostras ao poço apropriado na Placa de Microtitulação pré-revestida com anticorpos. Adicionar 100 uL de PBS (pH 7,0-7,2) no poço de controlo em branco.

3. Adicionar 50 uL de conjugado a cada poço (NÃO ao poço de controlo do branco). Misturar bem. É importante misturar bem neste passo. Cobrir e incubar a placa durante 1 hora a 37°C.

4. Lavar a placa de microtítulo utilizando a lavagem automática: Lavar a placa cinco vezes com solução de lavagem diluída (350-400 uL/poço/lavagem)

utilizando uma máquina de lavar automática. Após a lavagem, secar a placa batendo com a placa em papel absorvente ou toalhas de papel até não aparecer humidade. Recomenda-se que a máquina de lavar seja regulada para um tempo de imersão de 10 segundos e um tempo de agitação de 5 segundos entre cada lavagem.

5. Adicionar 50 uL de substrato A e, em seguida, adicionar 50 uL de substrato B a cada poço, incluindo o poço de controlo em branco. Cobrir e incubar durante 10-15 minutos a 20-25°C. (Evitar a luz solar).

6. Adicionar 50 uL de solução de paragem a cada poço, incluindo o poço de controlo do branco. Misturar bem. É importante certificar-se de que toda a cor azul muda completamente para a cor amarela (Figura 3.10 a, b).

7. Determinar a densidade ótica (D.O.) a 450 nm utilizando um leitor de microplacas imediatamente.

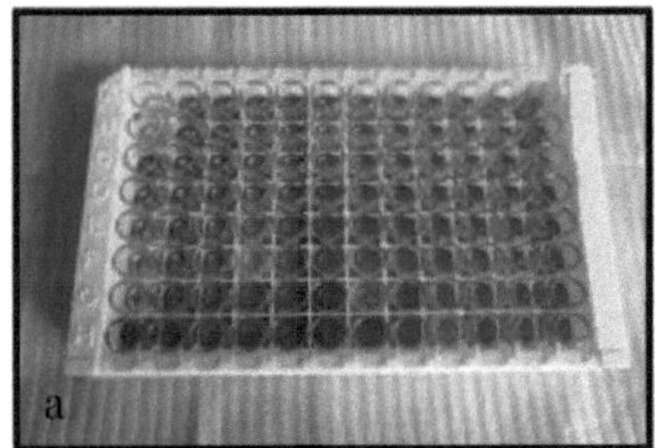

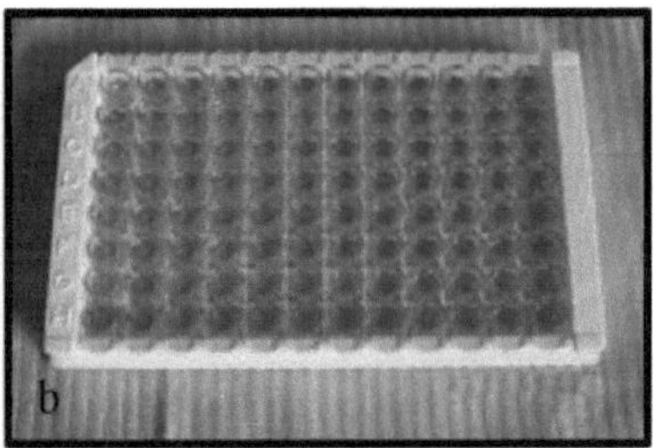

Figura (3.10): Alteração da cor das placas de microtítulo para azul (a). Alteração da cor das placas de microtítulo para amarelo após a aplicação da solução de paragem (b).

3.4.3.*E Cálculo dos resultados:*

1) A curva padrão é utilizada para determinar a quantidade de amostras.

2) Primeiro, calcular a média das leituras em duplicado para cada padrão e amostra. Todos os valores O.D. são subtraídos pelo valor médio do controlo em branco antes da interpretação dos resultados. Não subtrair o O.D. do padrão zero.

3) Construir uma curva padrão traçando a densidade ótica média para cada padrão

no eixo vertical (Y) contra a concentração no eixo horizontal (X) e desenhar uma curva de melhor ajuste utilizando papel gráfico ou software estatístico para gerar uma curva de ajuste logístico de quatro parâmetros (4-PL) ou uma curva de regressão linear logit-log. Também se pode optar por um eixo x para a densidade ótica e um eixo y para a concentração. Os dados podem ser linearizados traçando o logaritmo das concentrações versus o logaritmo da D.O. e a linha de melhor ajuste pode ser determinada por análise de regressão.

4) Calcular a concentração das amostras correspondente à absorvância média da curva-padrão.

5) A curva de calibração da osteocalcina é efectuada por regressão logística de quatro parâmetros (figura 3.11).

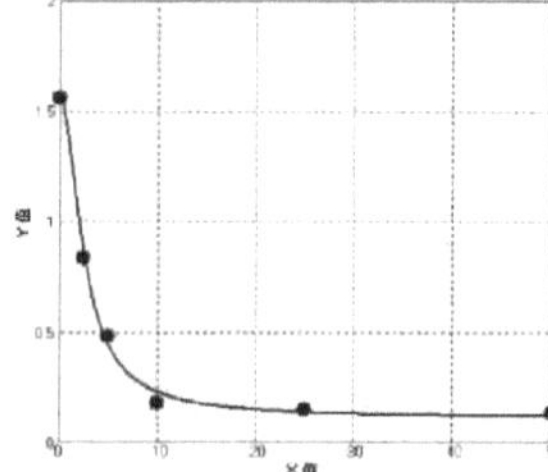

Formula: y = (A - D) / [1 + (x/C)^B] + D

A	=	1.55963
B	=	1.79240
C	=	2.53550
D	=	0.11423
r^2	=	0.99763

Figura 3.11: Curva de calibração da osteocalcina

3.4.4Ficha de Informação de Produto para fosfatase alcalina específica do osso de carneiro (BAP):

A determinação da hormona fosfatase alcalina específica do osso no soro foi avaliada com um ensaio comercial de sorção imune ligado a enzimas (ELISA). Todas as etapas recomendadas para a determinação da Osteocalcina sérica de ovino acima referidas foram idênticas à preparação do kit Elisa da fosfatase alcalina específica do osso (BAP) de ovino, com exceção de pequenos pontos que incluem:

1 . A concentração dos reagentes é a seguinte (quadro 3.2)

Tabela 3.2: Reagente fornecido no kit de fosfatase alcalina específica do osso

1. Placa de microtitulação	**96 poços poço de strip**
2. Conjugado enzimático	**6,0 ml 1 frasco para injectáveis**
3. Norma A	**0 ng/mL 1 frasco**
4. Norma B	**5,0 ng/mL 1 frasco para injectáveis**
5. Norma C	**10 ng/mL 1 frasco**
6. Norma D	**25 ng/mL 1 frasco para injectáveis**
7. Norma E	**50 ng/mL 1 frasco**
8. Norma F	**100 ng/mL 1 frasco**
9. Substrato A	**6 mL 1 frasco**
10. Substrato B	**6 mL 1 frasco**
11. Solução de paragem	**Frasco de 6 ml**
12. Solução de lavagem x100	**10 mL 1 frasco**
13. Solução de equilíbrio	**6 mL 1 frasco**

2 A curva de calibração da fosfatase alcalina específica do osso é efectuada por regressão linear Logit-log (figura 3.12).

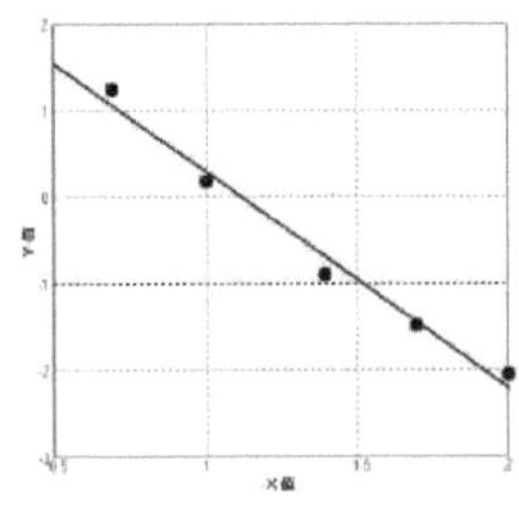

a	=	2.79256
b	=	-2.50046
r^2	=	0.98281

A fórmula é: y = a+b*x

Figura 3.12: Curva de calibração do BALP

Todos os dados dos dois kits ELISA foram analisados na mesma empresa de fabrico (My Bio Source. Com., EUA). A carta de certificação produzida pela empresa de fabrico aprovou que a análise estatística dos kits ELISA foi efectuada na empresa original (Figura 3.13).

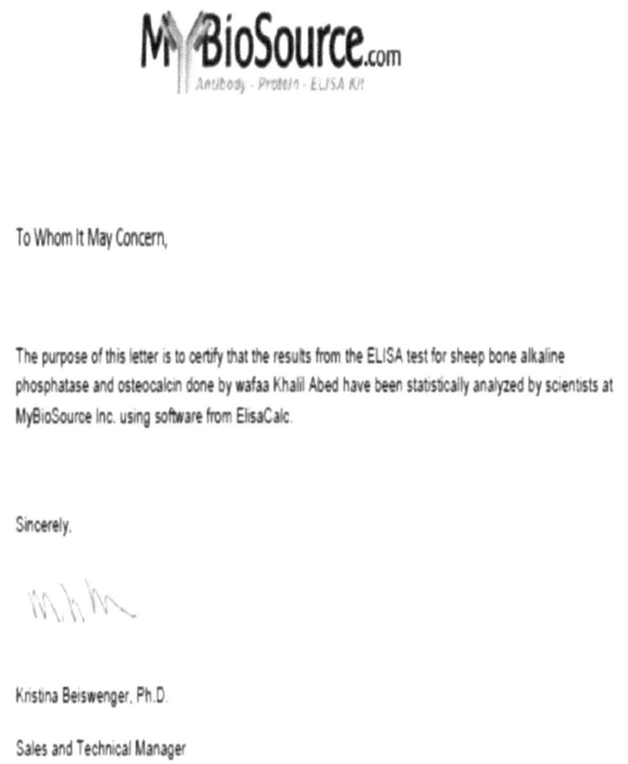

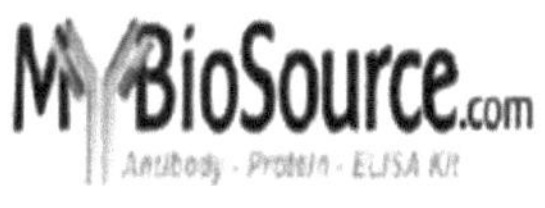

To Whom It May Concern,

The purpose of this letter is to certify that the results from the ELISA test for sheep bone alkaline phosphatase and osteocalcin done by wafaa Khalil Abed have been statistically analyzed by scientists at MyBioSource Inc. using software from ElisaCalc.

Sincerely,

Kristina Beiswenger, Ph.D

Sales and Technical Manager

Figure 3.13: Certificate letter from original company.

Figura 3.12.c: Corte de cada defeito ósseo em 3 secções.

3.5 Avaliação radiológica

As tíbias operadas foram dissecadas subperiostealmente para permitir a observação direta do osso recém-formado; e fixadas em solução de formalina a 10% tamponada, que foi preparada manualmente misturando 4 g de fosfato de sódio monobásico mono-hidratado ($Na_1H_2Po_4$) e 6,5 g de fosfato de sódio dibásico anidro ($Na_2H_1Po_4$) com 900 ml de água destilada e 100 ml de formalina a 37-40%. Todas as amostras foram deixadas em formalina tamponada a 10% durante cerca de 48 horas antes de serem encaminhadas para exame radiográfico e de tomografia computorizada (TC).

O exame radiográfico post-mortem foi efectuado em radiografia digital, o que foi confirmado pelo posicionamento correto da amostra na radiografia lateral. Foi utilizado um aparelho de radiografia dentária digital com o programa de software Dimax (Planmeca, 00880 Helsínquia, Finlândia) e um sensor digital (dixi^2, Planmeca, Finlândia) ao qual foi fixado um fio de aço inoxidável calibrado com 10 mm de comprimento. A tíbia do animal foi colocada em contacto com o sensor, sendo o bordo lateral da tíbia paralelo ao sensor e a uma distância constante (a distância entre a extremidade do cone longo e o sensor foi centrada em 30 cm) e o cone foi mantido perpendicular ao sensor durante todo o tempo. Utilizando os seguintes parâmetros: 8 mA, 63 Kv e um tempo de exposição de 0,080 segundos, a leitura inicia-se automaticamente, a imagem é apresentada gradualmente no ecrã do computador e, quando a leitura termina, a nova imagem lida é armazenada.

3.5.1Medição da quantidade de formação óssea

A imagem radiográfica foi então transferida para o software ImageJ 1.47v (National Institute of Health, EUA). A análise da área regenerada foi realizada através deste software, que permite quantificar a quantidade de formação óssea. A quantificação da osteoneogénese foi realizada através de uma grelha padronizada que foi sobreposta a cada figura. A grelha foi montada de forma a que cada pequeno quadrado tivesse aproximadamente 0,25 mm^2. Em seguida, foi selecionada uma área retangular de tamanho pré-definido (≈25mm^2) para definir a "região de interesse" (ROI), que representa o tamanho original do defeito ósseo, para a avaliação do osso recém-formado. A região do defeito foi delineada através do desenho de linhas de 5 mm de comprimento que representam os limites superior e inferior do defeito e estas linhas são unidas a duas linhas verticais de ≈ 5 mm de altura que representam os limites da parede lateral do defeito. Em seguida, a área de opacificação foi traçada numa forma poligonal ao longo da periferia da área radiodensa dentro da cavidade do defeito, utilizando a ferramenta de seleção de forma poligonal e cor do programa ImageJ, representando a zona de ossificação do osso recém-formado. As imagens foram calibradas primeiro para obter uma leitura em milímetros, medindo o comprimento do fio de referência, pelo que a distância de referência foi definida antes de utilizar a função de medição da área a partir da ferramenta de análise no programa (Figura 3.14. a, b). As medições foram efectuadas quatro vezes em cada defeito em dias diferentes para minimizar o erro de medição entre observadores e foram obtidos os valores médios de todas as leituras para cada defeito.

A percentagem de formação óssea foi medida por dois examinadores que não sabiam a que grupo pertenciam os animais. A estimativa da formação de osso novo foi efectuada através da seguinte equação

Área de formação de osso novo = Área total do defeito - área de osso não formado

$$\text{Percentage of bone formation} = \frac{\text{Area of new bone formation}}{\text{Total defect area}} * 100$$

Foi medida toda a área de opacificação aumentada da superfície externa e interna do tamanho original do defeito.

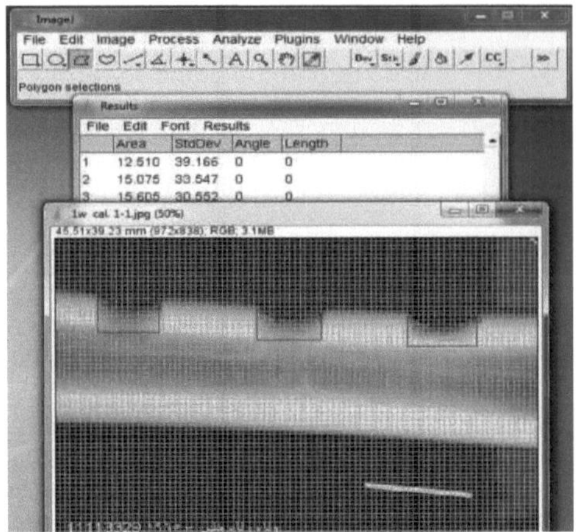

Figura 3.l4.a: Instantâneo do ecrã tirado para demonstrar a área de formação óssea com o software ImageJ utilizado para a avaliação digital da área de cicatrização, que é apresentada na janela "Resultado" em mm.

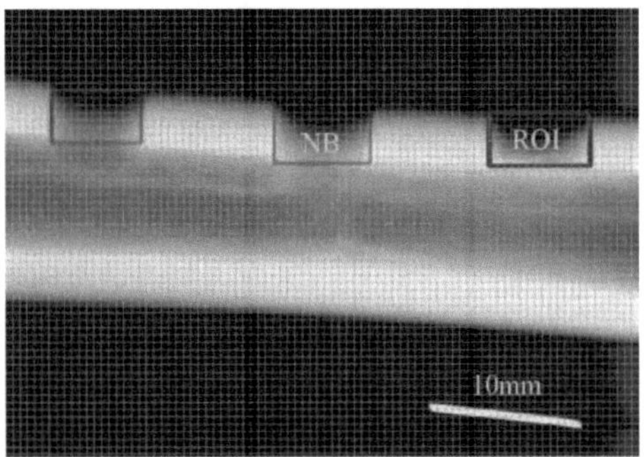

Figura. 3.14. b: Radiografia ilustrativa para medição da quantidade de formação óssea, (ROI) região média de interesse. (NB) média de formação de osso novo. Fio de referência de 10 mm.

3.6 Determinação da densitometria

No final das 2, 4, 8 e 12 semanas, os animais foram eutanasiados e todos os espécimes, contendo os defeitos ósseos e 0,5 cm de osso cortical proximal e 0,5 cm de osso cortical distal adjacentes a cada defeito, foram digitalizados utilizando tomografia computorizada de raios X (TAC) no Hospital IBN SENA (Siemens Somatom Definition AS, Erlangen, Alemanha) para avaliar a densidade do osso regenerado (Figura 3.15.a). Os exames de TC foram realizados com um sistema de TC multidetectores de 64 cortes, a dosagem de radiação (colimação, 1 mm; passo, 1,2; período de rotação do tubo: 0,4 s; tensão do tubo, 120 kV; corrente do tubo, 140 mA/seg.). Cada uma das quatro tíbias foi digitalizada ao mesmo tempo e, em seguida, reconheceu cada tíbia numa janela separada, utilizando o protocolo Dental disponível no sistema original (Figura 3.15.b). O intervalo de reconstrução do exame foi de 1,0 mm (distância entre imagens) e a espessura da imagem foi de 1,0 mm, resultando em 85 a 150 imagens sobrepostas em cada osso e o número de imagens em cada defeito foi de 5 imagens (Figura 3.15.c).

Todas as imagens dos exames de TC foram carregadas numa estação de trabalho (Siemens Somatom Definition AS, Erlangen, Alemanha) com software de local de trabalho (Synco CT 2011A). As imagens transversais da tíbia foram transferidas e reformatadas nos três planos através da reconstrução multiplanar (Denta scan, Advantage Windows; Siemens Somatom, Alemanha) para (planos axial, sagital e coronal) (Figura 3.15.d).

3.6.1Medição da densidade óssea

A densidade do defeito ósseo e a extensão da cicatrização do defeito ósseo foram medidas quantitativamente num RadiAnt Dicomviewer disponível no mercado (software Osirix Imaging, versão alargada de 64 bits, Pixmeo, Genebra, Suíça). Este software permite calcular as medições em relação aos valores de densidade do tecido de interesse. Foram obtidas imagens sagitais e axiais reformatadas do local do defeito ósseo (Figura 3.15.e). Um corte transversal a partir do meio (terceiro corte, que é o corte mais central e mais largo) do defeito em cada amostra foi digitalizado em duas direcções: com o sistema de fixação acima do osso e rodado 90° axialmente. A radiodensidade do defeito ósseo foi medida em várias áreas do defeito utilizando unidades Hounsfield (HUs). As unidades Hounsfield (HU) são números padrão provenientes de imagens de TAC. As HU representam a densidade relativa dos tecidos do corpo de acordo com uma escala calibrada de níveis de cinzento, com base em valores para o ar (-1000 HU), água (0 HU) e densidade óssea (+1000 HU) (Nackaerts, *et al.* 2011).

No plano sagital mediano, a região de interesse foi colocada de forma a incluir todo o local do defeito. Toda a zona do defeito foi delineada semiautomaticamente, traçada e marcada a cores através da demarcação de uma forma de elipse para confirmar a área do defeito de tamanho original. Após o mapeamento, o defeito foi analisado quanto à HU em 5 pontos em cada vista, demarcados a partir da parte proximal, distal e central do defeito, distribuídos ao longo da parte periférica e média de cada defeito (Figura 3.16). Os exames de TC foram lidos pelo examinador e por um radiologista independente que não fazia parte da equipa cirúrgica e foi feita a média das duas leituras. Os valores foram tabulados para avaliação e os valores médios dos dois exames (imagens sagital e axial) foram utilizados na análise estatística.

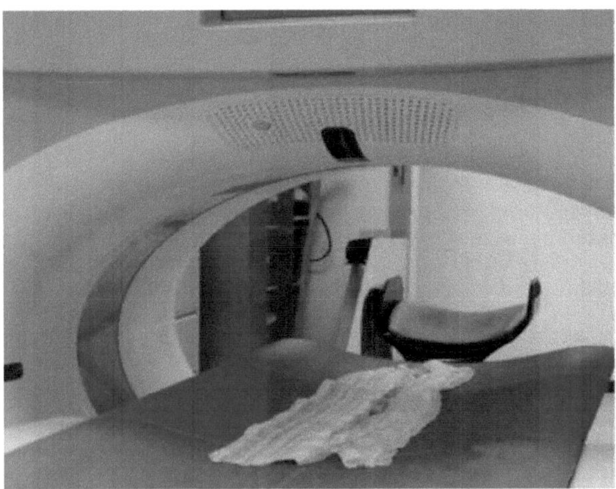

Figura 3.15.a: TAC das tíbias (efectuada por Siemens Somatom Definition AS)

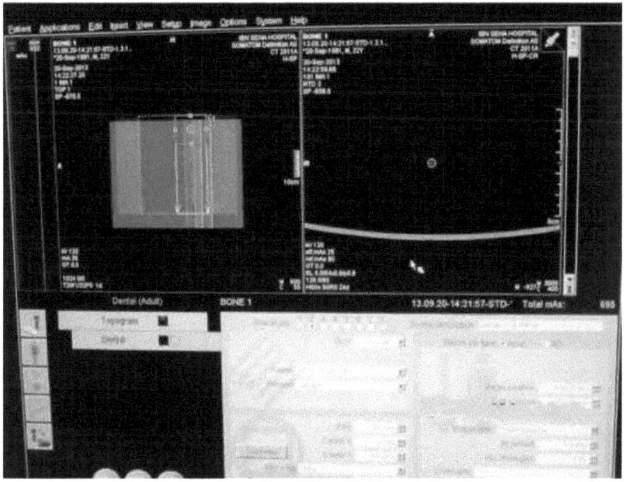

Figura 3.15.b: Reconhecimento de cada tíbia por (Denta scan, Advantage Windows; Siemens Somatom.

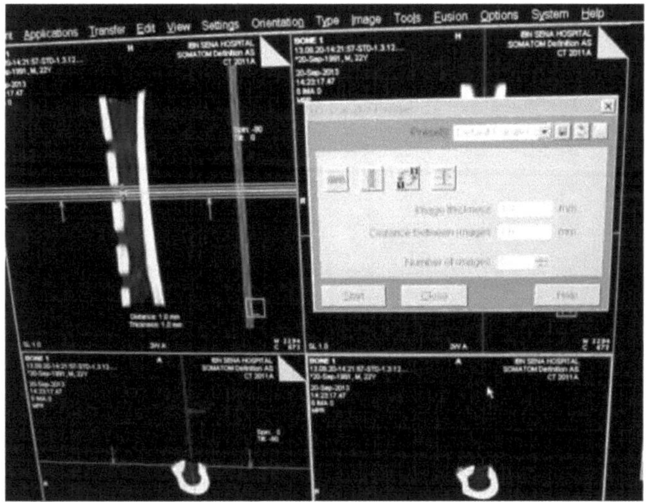

Figura 3.15.c: Determinação da espessura da imagem e da distância entre imagens utilizando o protocolo dentário disponível no sistema Siemens Somatom Definition AS.

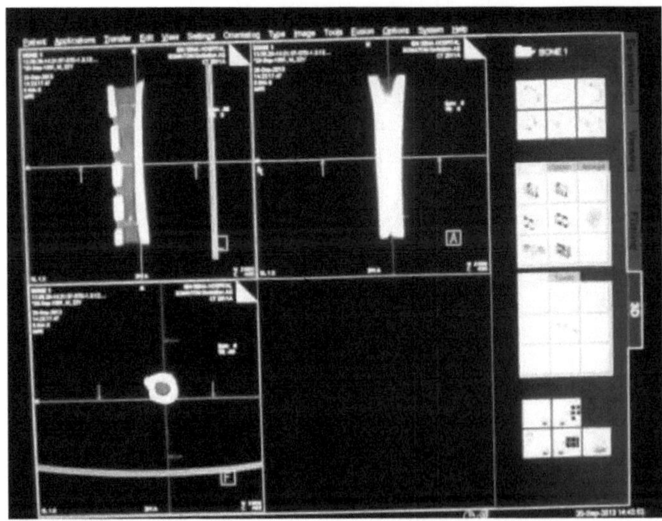

Figura 3.15.d: Reconstrução de imagens em três planos (sagital, coronal e axial) através de reconstrução multiplano (Denta scan, Advantage Windows; sistema Siemens Somatom).

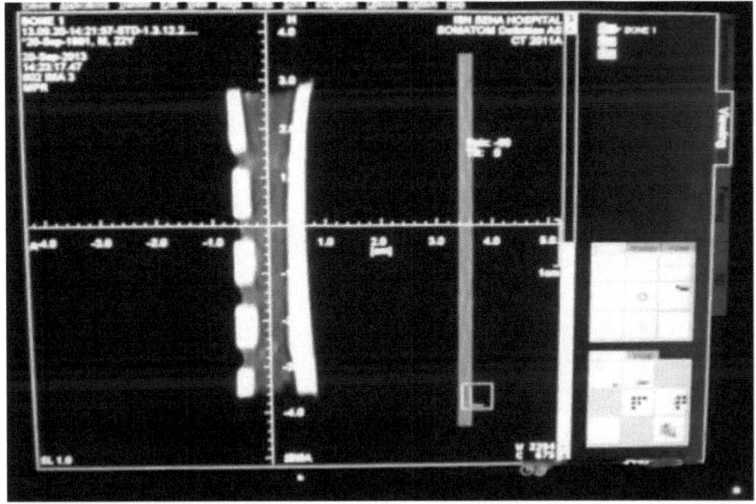

Figura 3.15.e: Estimativa do nível de cada defeito através da digitalização Denta, Advantage Windows; Siemens Somatom

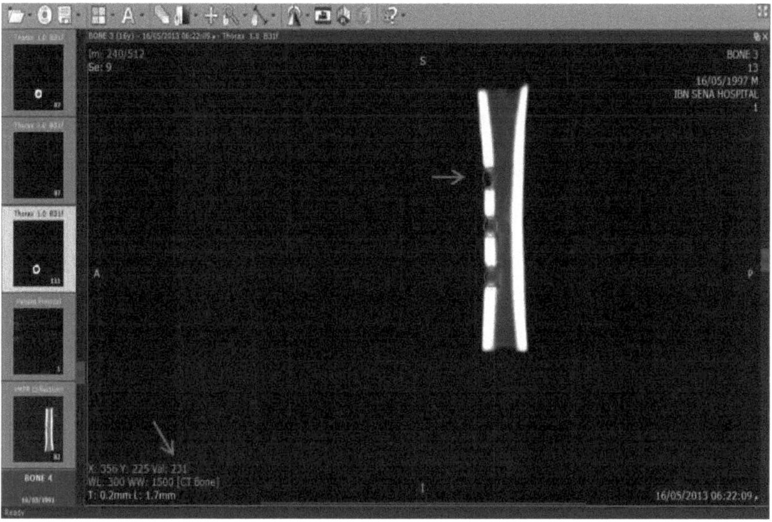

Figura 3.16: Imagem de ecrã tirada para demonstrar a área das medições da densidade óssea utilizando o software DICOM- viewer. As setas representam o local e o valor da densidade óssea nesse ponto.

3.7 Observação microscópica e estudo histológico

3.7.1 Processamento de tecidos

No final do período prescrito para o plano de tratamento experimental, os animais foram mortos. As amostras de tíbia explantadas foram divididas longitudinalmente, a área do defeito cirúrgico original e os tecidos circundantes foram removidos em bloco. Todos os espécimes colhidos foram fixados em formalina tamponada a 10% (PH 7,3) durante 2 semanas, sendo depois lavados com água. Depois de concluída a fixação, as tíbias que incluíam defeitos ósseos artificiais foram cortadas utilizando um minimicrótomo automatizado (Struers minitom, Dinamarca) a 300 rpm e sob irrigação constante com água para evitar a geração de calor através do corte da amostra óssea. A tíbia foi colocada e fixada primeiro no minitom, o osso foi colocado de frente para o anel de corte e, em seguida, ajustado para o paralelismo, a fim de garantir um corte paralelo para todas as amostras. A espessura do corte da amostra foi ajustada através de um rolo de escala gradual (100 µm-1 mm) (Figura 3.17.a,b).

Para a avaliação histológica e histomórfica, cada defeito foi cortado no seu plano axial em três amostras iguais. Foram colhidos dois mm de espessura de cada amostra de osso da periferia e do centro do defeito para incluir todas as dimensões do defeito. Esta secção fina foi escolhida para facilitar a penetração uniforme do ácido no interior das amostras de osso, sob a supervisão de um patologista especializado. As 3 peças de cada defeito ósseo foram guardadas num recipiente e etiquetadas.

Após a fixação e seccionamento dos espécimes, todas as amostras colhidas foram descalcificadas. A descalcificação foi efectuada por imersão da amostra óssea numa solução de ácido fórmico a 50% e citrato de sódio a 20%. A solução foi mudada em dias alternados durante 6 semanas. Em seguida, as amostras foram lavadas com água, uma vez que a presença de água no tecido impede a penetração do material de preparação (parafina) no tecido. Todas as amostras foram novamente transferidas para formalina durante 48 horas antes da preparação final para seccionamento. A desidratação das amostras foi efectuada em séries ascendentes de concentrações crescentes de etanol a partir de 70%, 80%, 95% e álcool absoluto e, em seguida, foram colocadas em xilol para substituir o álcool (processo de desidratação). Na fase de infiltração, as amostras foram colocadas em parafina derretida (50°C). As amostras foram embebidas em parafina paralelamente à superfície seccionada e os blocos foram cortados em secções seriadas de 5 µm de espessura com um micrótomo, e a coloração de rotina com hematoxilina e eosina foi feita para exame microscópico. Em seguida, foram submetidos a exame histopatológico sob microscópio ótico.

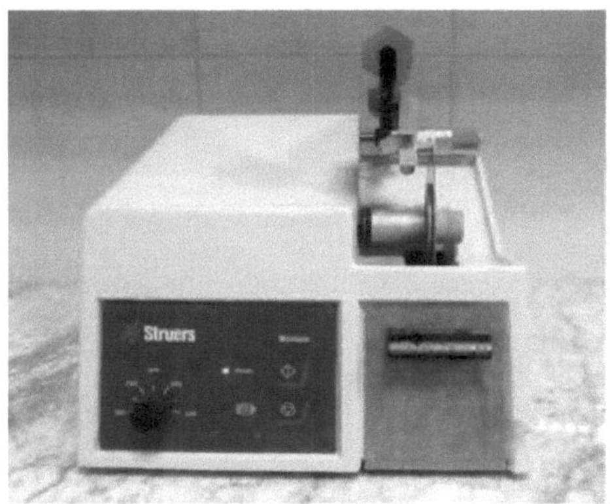

Figura 3.17. a: Minitomo de Struers.

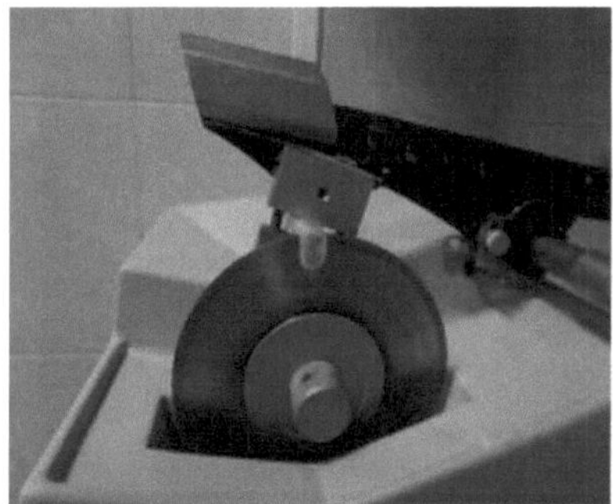

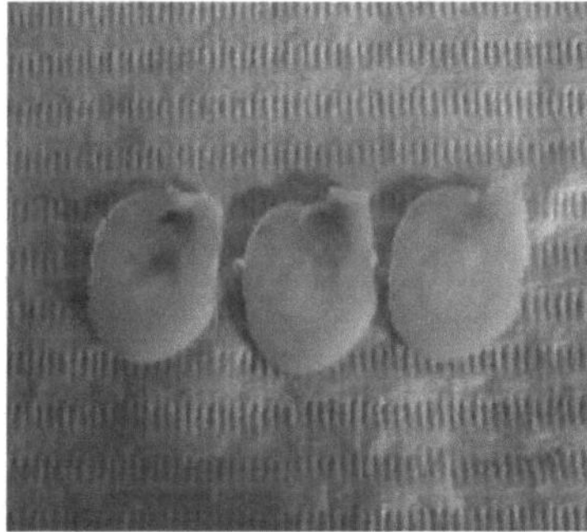

Figura 3.17. b: Seccionamento de amostras de osso

3.7.2 Análise histológica

Os espécimes disponíveis para exame histológico incluíam 101 espécimes que foram selecionados aleatoriamente de entre mais de 150 espécimes. As amostras de defeitos ósseos foram selecionadas a partir de três subgrupos, de acordo com o material utilizado (conforme descrito anteriormente). Cada um destes subgrupos tinha (33 espécimes de defeito ósseo para o grupo de controlo sem qualquer tratamento) e 34 espécimes para cada grupo experimental tratado com calcitonina de salmão e alendronato de sódio). Os espécimes de cada subconjunto foram divididos em quatro grupos temporais (após 2 semanas, 4 semanas, 8 semanas e 12 semanas).

3.7.2.A Pontuação histopatológica qualitativa

As amostras de tecido foram avaliadas pelo investigador e por três patologistas independentes, utilizando um microscópio ótico (Optika, Ponteranica (BG) - Itália), que também não tinham conhecimento da identidade das amostras e do período de tempo que estavam a estudar. As lâminas foram avaliadas com as ampliações de 4×, 10× e 40×. Para restabelecer a validade do pressuposto de independência das observações, foi utilizada a média de todas as leituras (efectuadas pelos três patologistas) de cada animal. Os resultados de todas as leituras foram comparados e mostraram-se coincidentes, não tendo sido encontrada qualquer diferença estatística entre as leituras ($p>0,05$). O processo de regeneração óssea do defeito ósseo traumático ocorre por meio de diferentes etapas, que incluem a hemorragia com formação de hematoma, que fornece uma matriz para a migração da infiltração de células inflamatórias e, em seguida, a formação de tecido de granulação como resultado da diferenciação de fibroblastos. A presença de tecido de granulação, que constitui a totalidade das fases iniciais da cicatrização, apresenta uma relação inversa nas fases finais devido à acumulação de tecido osteoide. Em seguida, os factores de crescimento responsáveis pela diferenciação de células osteoprogenitoras e osteoblastos, que são responsáveis pela deposição de matriz óssea que significa um processo de cicatrização no osso (Oryan *et al.,*2013) .

A inflamação, o tecido de granulação, a reação de corpo estranho, a vitalidade óssea e a qualidade da formação de osso novo foram avaliados nas bases dos defeitos através de um microscópio ótico com uma ampliação de 4× e 10×. Foram examinadas três lâminas de cada defeito e duas fatias de cada lâmina foram avaliadas e classificadas por um patologista especialista com base em diferentes critérios de pontuação e modificadas para incluir todos os parâmetros que avaliaram a velocidade de cicatrização relativamente ao processo de cicatrização óssea e os parâmetros histológicos avaliados, incluindo: regeneração óssea (graus 0-4) (Ide *et al,* 2009), o grau de inflamação para cada local de biópsia foi classificado de (graus 02) (Athanasiou *et al.,* 2010), para tecido de granulação classificado de (0- 3) (Kaynak *et al.,* 2000), reação de corpo estranho (+/-) e vitalidade óssea (+/-) (Fatemeh *et al.*, 2012). Todos os critérios histológicos são explicados na tabela seguinte (3.3).

Tabela 3.3: Sistema de pontuação histológica

Critérios	Descrição	pontos
Célula inflamatória (pontuação mais elevada= 2)	Sem presença de células inflamatórias	0
	Poucas células inflamatórias ainda presentes.	1
	Aumento do número de células inflamatórias presentes	2
Tecido de granulação (Pontuação mais alta = 3)	Sem fibrose	0
	Fibrose ligeiramente visível	1
	Fibrose moderada	2
	Fibrose extensa	3
Formação de osso novo (Pontuação mais elevada = 4)	Não há formação de novos ossos	0
	25% > (osso tecido)	1
	25-50% (mais osso tecido do que lamelar)	2
	50-75% (osso lamelar mais do que osso tecido)	3
	75% < (cobertura extensiva do defeito por osso lamelar)	4
Reação de corpo estranho (Pontuação: +/-)	Presença (+) ou ausência (-) de células gigantes multinucleadas	(+/-)
Vitalidade óssea (Pontuação: +/-)	Osteócitos no interior das lacunas (+)	(+/-)

3.7.2.B Estudo histológico quantitativo

As medições histológicas para as células de osteoblastos e osteoclastos foram estimadas diretamente ao microscópio de luz com uma ampliação de 40x. Os grupos de estudo e de controlo foram comparados para determinar o número de osteoclastos e osteoblastos no defeito cirúrgico. A atividade osteoblástica (superfície dos osteoblastos) foi definida como regiões do osso com áreas de formação óssea ativa delimitadas por células mononucleares cuboidais. Os osteoclastos foram definidos como células oesinofílicas multinucleadas no bordo da superfície óssea. As lacunas de reabsorção foram definidas como regiões de osso por baixo das grandes células multinucleadas.

O número de osteoblastos e osteoclastos foi contado aleatoriamente em cinco campos selecionados na mesma secção de cada lâmina por espécime e o valor médio foi calculado. A avaliação foi efectuada numa área de tecido de 0,066 mm2 (área por campo) com uma ampliação de× 40 para os grupos de controlo e experimental, e os valores médios e de desvio padrão foram comparados.

Medir o tamanho do campo de alta potência com uma régua:

O cálculo do diâmetro do campo foi medido usando o micrómetro ocular, que é composto por 100 divisões iguais a 0,1 mm, e o micrómetro de palco tinha 100 divisões, cada divisão igual a 10 µm. Para calcular o fator do valor médio microscópico/µm, fizemos coincidir o micrómetro ocular com o micrómetro da platina para medir o número de divisões do micrómetro ocular que é igual a 100 divisões do micrómetro da platina com uma ampliação de× 40. Depois, através de uma equação simples, concluímos o valor do fator microscópico:

Valor de cada divisão do micrómetro de fase= 100 divisões do micrómetro de fase× uma divisão do micrómetro ocular/números calculados de divisões do micrómetro ocular.

Isto significa que cada divisão do micrómetro ocular é igual ao valor calculado a partir do micrómetro de cena. Enquanto que cada divisão do micrómetro da platina é igual a 10 µm, como mencionado anteriormente, o valor calculado de cada divisão do micrómetro ocular multiplicado por 10 µm equivale ao valor equivalente de cada divisão do micrómetro ocular em µm, o que representa o valor médio microscópico constante na ampliação× 40. Quando o valor da constante é conhecido, o diâmetro do campo de alta potência pode ser calculado para outras objectivas através da medição:

O número de divisões do micrómetro ocular ao longo de todas as distâncias do campo× valor médio microscópico constante.

O valor resultante representa o diâmetro longínquo do campo. Metade do diâmetro do campo é o raio do campo (*r*), que pode então ser utilizado para calcular a área do campo utilizando a seguinte fórmula:

Área do campo microscópico= 3,1415× $^{r(2)}$

3.7.3 Análise histometromórfica

A análise histométrica posterior foi efectuada pelo investigador e por outro examinador, sem conhecimento do tratamento efectuado. As imagens das secções histológicas em todos os grupos foram capturadas por uma câmara digital de 8 mega pixels (Aiptek, Alemanha) ligada a um microscópio de luz (Optika, Itália) com uma ampliação original (4×). As imagens digitais foram guardadas num computador pessoal (Figura 3.18). O software ImageJ versão 1.47v (National Institute of Health, EUA) foi utilizado para a análise histomorfométrica.

A área total a ser analisada correspondia a toda a área do defeito cirúrgico original. A área de osso recém-formado e o tecido de granulação foram delineados dentro dos limites da área total. A área óssea total foi medida incluindo todos os tecidos dentro dos limites do osso recém-formado, ou seja, osso mineralizado, tecido de granulação e medula óssea. Cada lâmina foi avaliada em duas ocasiões distintas, e em secções diferentes da mesma amostra. A média de ambas as leituras foi utilizada na análise. A área de cada variável foi medida e apresentada como percentagem de cada variável em relação à área total do defeito ósseo (Figura 3.19).

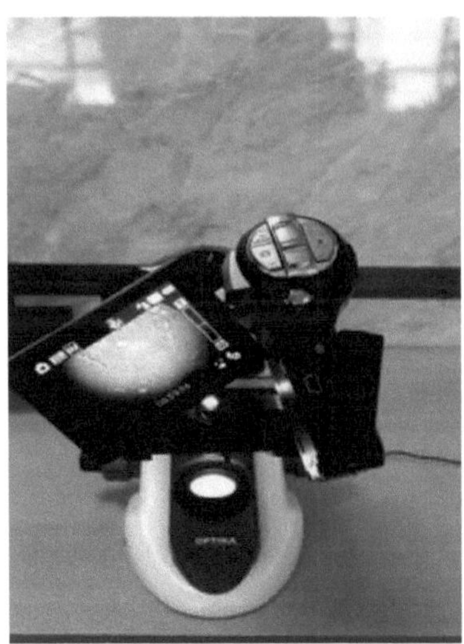

Figura 3.18: Montagem da câmara digital no microscópio de luz.

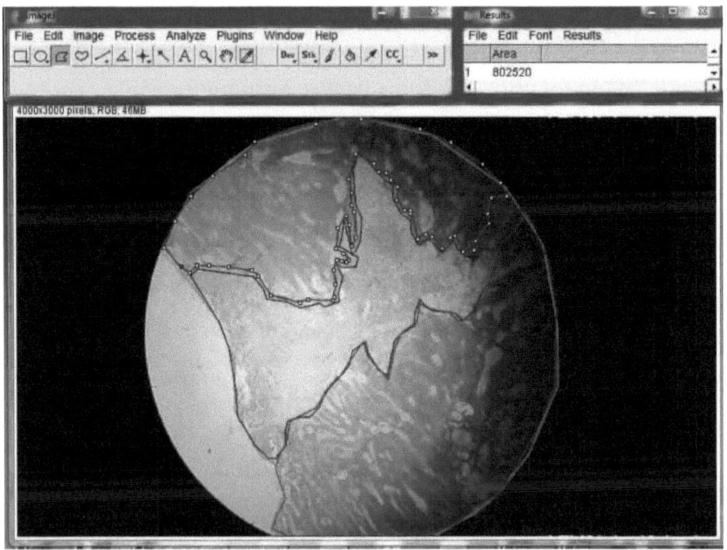

Figura 3.19: Instantâneo do ecrã demonstra a avaliação histomorfométrica utilizando o programa Image J, a secção é vista com uma ampliação de 4x . A linha verde representa a área de defeito ósseo, as linhas vermelhas representam a área de formação de novo osso e a linha azul representa a área de tecido de granulação.

3.8 Análise estatística

Todas as medições e observações histológicas foram efectuadas de forma cega, sem se saber se se tratava de uma amostra tratada ou não tratada. As diferenças médias e os desvios-padrão foram calculados para todas as variáveis medidas. As análises estatísticas foram efectuadas com o software Statistical Package for Social Sciences (SPSS) (versão 19.0, SPSS Inc, EUA) versão para Windows 7.

As análises estatísticas foram efectuadas para todos os dados recolhidos, utilizando o teste ANOVA de medidas repetidas quando se analisaram todos os grupos em conjunto, com a adição do teste post-Hoc de comparação múltipla de Duncan para mostrar as diferenças entre os grupos de "tratamento" e o grupo de "controlo" para as variáveis contínuas (osteocalcina, fosfatase alcalina específica do osso, análise radiográfica, densitométrica e variáveis de análise histológica) e utilizando um Mann-Whitney para variáveis de pontuação histopatológica graduada para comparar dois grupos de cada vez. O valor de $P \leq 0{,}05$ foi considerado significativo.

CAPÍTULO 4

Resultados

Durante o período pós-operatório do presente estudo, a cicatrização transcorreu sem intercorrências em todos os animais, sem que fossem observadas respostas inflamatórias teciduais, exposição do defeito ósseo ou necrose óssea em qualquer um dos sítios cirúrgicos ao longo dos períodos do estudo.

4.1 Parâmetros bioquímicos

4.1.1Fosfatase alcalina específica do osso (quadros 4.1, 4.2, 4.3, gráficos 4.1, 4.2)

Na linha de base (tempo pré-operatório), 24 horas, 72 horas e 7 dias de pós-operatório, foram medidos os níveis de fosfatase alcalina específica do osso no soro. Nos três grupos, os níveis do marcador de formação óssea (fosfatase alcalina) foram comparados com os níveis basais. O teste ANOVA não revelou diferenças significativas entre cada um dos grupos testados (grupos tratados com Calcitonina de Salmão e Alendronato) quando comparados com o grupo de controlo às 24 horas, 72 horas e 7 dias após a cirurgia, mas com uma tendência para aumentar o nível de Fosfatase Alcalina Específica do Osso (BALP) em ambos os grupos tratados com Calcitonina de Salmão e Alendronato, respetivamente.

Quando comparamos o nível de BALP em cada grupo ao longo do período de observação, verificámos diferenças significativas e um aumento progressivo do nível de BALP sérico, que atingiu o seu máximo aos 7 dias de pós-operatório.

Estimativa dos níveis de BALP no soro

No grupo de controlo, o nível de BALP mostrou um ligeiro aumento aos 7 dias quando comparado com a sua linha de base, os níveis médios de BALP no soro eram de 3,005±.9697 ng/ml na linha de base para se tornarem 4,4967 ±.4424 ng/ml aos 7 dias, valor de p =0,019.

No grupo tratado com Calcitonina de Salmão, observou-se um aumento significativo do nível sérico de BALP aos 7 dias (P=0,023) e o valor médio foi de 5,9868±1,9044 ng/ml, enquanto o valor médio sérico de BALP foi de 3,2185±,6163 ng/ml na altura da linha de base.

Foi observado um efeito de aumento semelhante nos animais tratados com Alendronato no nível de BALP sérico aos 7 dias, em comparação com a sua linha de base. O valor observado foi de 3,1421±.5471 ng/ml na linha de base e 6,0029±.8402 ng/ml no 7.°dia, em que o valor de p foi (p<.000) com um resultado altamente significativo.

Tabela (4.1): Estatística descritiva da fosfatase alcalina específica do osso fosfatase alcalina específica do osso para cada grupo em relação ao tempo

Grupo		N	Média	Desvio padrão
Controlo	Pré-operatório.	4	3.0048	.96974
	24 horas	4	3.2265	.31423
	72 horas	4	3.8995	.50294
	7 dias	4	4.4967	.44236
Calcitonina	Pré-operatório.	7	3.2185	.61631
	24 horas	7	4.2015	2.10200
	72 horas	7	5.1376	1.28087
	7 dias	7	5.9868	1.90435
Alendronato	Pré-operatório.	7	3.1421	.54709
	24 horas	7	4.0677	1.60813
	72 horas	7	5.0149	.87252
	7 dias	7	6.0029	.84019

Table (4(2) Comparação entre os valores séricos da fosfatase alcalina específica do osso de cada grupo em diferentes alturas utilizando o teste

ANOVA.

Grupo		Soma de quadrados	Df	Média Quadrados	F	Valor de p
Controlo	Entre grupos	5.497	3	1.832	4.925	.019*
	Dentro dos grupos	4.464	12	.372		
	Total	9.961	15			
Calcitonina	Entre grupos	29.020	3	9.673	3.790	.023*
	Dentro dos grupos	61.249	24	2.552		
	Total	90.269	27			
Alendronato	Entre grupos	31.778	3	10.593	9.734	.000*
	Dentro dos grupos	26.116	24	1.088		
	Total	57.894	27			

*média significativa a p≤0,05

Table (4(3) Comparação dos valores da fosfatase alcalina específica do osso no soro de todos os grupos, de acordo com cada período de tempo, utilizando o teste ANOVA.

Tempo		Soma de quadrados	df	Quadrados médios	F	Valor de p
Pré-operatório.	Entre grupos	.088	2	.044	.089	.915
	Dentro dos grupos	7.349	15	.490		
	Total	7.437	17			
24 horas	Entre grupos	2.628	2	1.314	.466	.636
	Dentro dos grupos	42.323	15	2.822		
	Total	44.951	17			
72 horas	Entre grupos	4.361	2	2.181	2.156	.150
	Dentro dos grupos	15.172	15	1.011		
	Total	19.533	17			
7 dias	Entre grupos	6.985	2	3.492	1.970	.174

	Dentro dos grupos	26.586	15	1.772		
	Total	33.571	17			

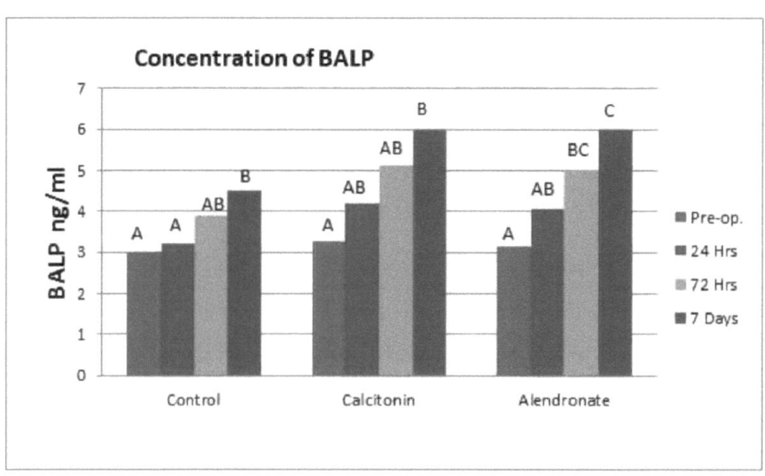

Gráfico (4.1): Comparação da fosfatase alcalina específica do osso entre diferentes tempos para cada grupo, letras diferentes indicam diferenças significativas a $P \leq 0{,}05$

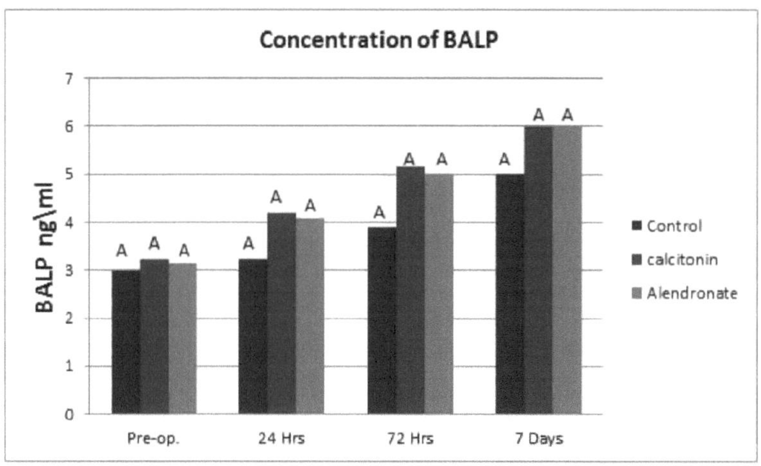

Gráfico (4.2): Comparação da fosfatase alcalina específica do osso entre os diferentes grupos de acordo com o tempo, letras diferentes indicam diferença

significativa a $P \leq 0,05$

4.1.2 Osteocalcina sérica (Quadros 4.4,4.5,4.6, Gráficos 4.3,4.5)

A ANOVA mostrou resultados significativos no fator tempo detectado por cada grupo em o estudo (controlo, grupo tratado com Calcitonina e grupo tratado com Alendronato). A Tabela 4.5, mostra os resultados da ANOVA, quando aplicada ao nível de Osteocalcina para cada grupo em relação aos intervalos de tempo. Cada grupo experimental apresentou resultado significativo da variável Osteocalcina na ANOVA entre os tempos dos períodos de observação para cada grupo isoladamente. Houve aumento significativo no valor da Osteocalcina no terceiro e sétimo dia de pós-operatório quando comparado ao dia 0 (tempo pré-operatório) que foi considerado como linha de base em relação a cada grupo estudado.

O efeito da interação entre os grupos estudados e os tempos mostrou diferenças ligeiramente maiores, mas estatisticamente não significativas, no valor da Osteocalcina para o grupo tratado com Alendronato e Calcitonina, quando comparado ao grupo controle, em cada intervalo de tempo. Tal comportamento pode ser visualizado através da Tabela 4.6, Gráfico 4.4.

Estimativa dos níveis de Osteocalcina no soro

No grupo de controlo, os níveis de osteocalcina sérica nas amostras de sangue apresentaram um aumento ligeiro mas gradual. Foi significativo no final do 7.°dia quando comparado com o tempo pré-operatório (linha de base), em que os valores médios foram de 1,391±0,183 ng/ml na linha de base para 2,048±0,535 ng/ml, P<0,05, Tabela 4.5, Gráfico 4.3.

Nos animais tratados com Calcitonina de Salmão verificou-se um aumento da Osteocalcina (P<0,000) com um aumento máximo no 7º dia pós-operatório, os valores observados foram 1,479±0,224 ng/ml no início e 2,306±0,471 ng/ml no 7º dia, Tabela 4.4,4.5, Gráfico 4.3.

As alterações da osteocalcina sérica nos animais tratados com alendronato são apresentadas na Tabela 4.4 e no Gráfico 4.3. Mostrou um nível de significância mais elevado no sétimo dia após a cirurgia (P<0,000), os valores médios foram 2,333±0,439 ng/ml em comparação com 1,459±0,126 na linha de base.

Houve diferenças no nível de Osteocalcina e tendência para aumentar nos grupos tratados quando comparados com o grupo de controlo entre períodos de tempo, mas estas diferenças não foram estatisticamente significativas, Tabela 4.6, Gráfico 4.4.

Table (4(4) Estatística descritiva da Osteocalcina sérica para cada grupo em relação ao tempo

Grupo		N	Média	Desvio Std. Desvio
Controlo	Pré-operatório.	4	1.3910	.18336
	24 horas	4	1.5937	.16347
	72 horas	4	2.0155	.31182
	7 dias	4	2.0477	.53473
Calcitonina	Pré-operatório.	7	1.4788	.22393
	24 horas	7	1.6035	.15004
	72 horas	7	2.1234	.36054
	7 dias	7	2.3057	.47145
Alendronato	Pré-operatório.	7	1.4593	.12594
	24 horas	7	1.6114	.23791
	72 horas	7	2.2088	.17064
	7 dias	7	2.3332	.43901

Table (4(5) Comparação entre os valores de Osteocalcina de cada grupo em diferentes intervalos de tempo utilizando o teste ANOVA.

Grupo		Soma de quadrados	Df	Média Quadrados	F	Valor de p
Controlo	Entre grupos	1.247	3	.416	3.750	.041*
	Dentro dos grupos	1.331	12	.111		

	Total	2.578	15			
Calcitonina	Entre grupos	3.345	3	1.115	10.496	.000*
	Dentro dos grupos	2.549	24	.106		
	Total	5.894	27			
Alendronato	Entre grupos	3.923	3	1.308	17.773	.000*
	Dentro dos grupos	1.766	24	.074		
	Total	5.689	27			

*significativo a p≤0,05

Table (4(6) Comparação dos valores de Osteocalcina sérica de todos os grupos de acordo com cada período de tempo utilizando o teste ANOVA.

Tempo		**Soma de Quadrados**	**df**	**Quadrados médios**	**F**	**Valor P**
Pré-operatório.	Entre grupos	.020	2	.010	.306	.741
	Dentro dos grupos	.497	15	.033		
	Total	.517	17			
24 horas	Entre grupos	.001	2	.000	.011	.989
	Dentro dos grupos	.555	15	.037		
	Total	.556	17			
72 horas	Entre grupos	.096	2	.048	.578	.573
	Dentro dos grupos	1.246	15	.083		
	Total	1.342	17			
7 dias	Entre grupos	.232	2	.116	.521	.604
	Dentro dos grupos	3.348	15	.223		
	Total	3.580	17			

Gráfico (4.3): Comparação de Osteocalcina entre diferentes tempos para cada grupo, letras diferentes indicam diferença significativa em $P \leq 0{,}05$

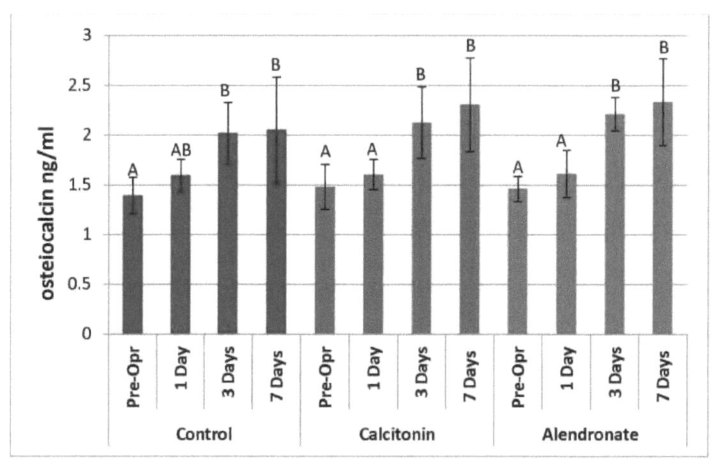

Gráfico (4.4): Comparação da Osteocalcina entre os diferentes grupos de acordo com o tempo, letras diferentes indicam diferença significativa a *P*≤ 0,05

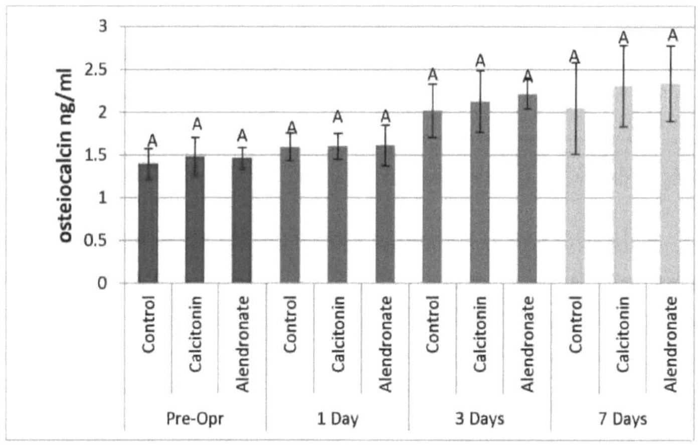

4.2 Resultados radiográficos (Tabela 4.7, Gráfico 4.5)

Quantificação radiográfica do osso recém-formado

Foi possível detetar uma superioridade significativa dos grupos Calcitonina e Alendronato em relação ao grupo de controlo a partir da quarta semana até ao final do período de estudo (12 semanas) (Figura 4.1).

Avaliação radiográfica na segunda semana

Quando foi feita uma comparação radiológica entre o grupo de controlo e os grupos testados na segunda semana de pós-operatório, não foi encontrada qualquer diferença estatística entre eles (P= 0,810).

Avaliação radiográfica à quarta semana

A cicatrização óssea radiológica foi superior em todos os grupos e exibiu uma fase mais avançada de formação óssea em ambos os defeitos tratados com Calcitonina e Alendronato (P=0,001). A média do valor percentual de osso recém-formado no grupo de controlo (controlo positivo, controlo negativo), no grupo tratado com Calcitonina (controlo de Calcitonina e defeito tratado com Calcitonina) e no grupo tratado com Alendronato (controlo de Alendronato e defeito testado com Alendronato) foi observada a partir de 102,95 a 103,26 para o grupo de controlo e 105,57 a 106,95 para o grupo tratado com Calcitonina para 105,85 e 107,16 para o grupo tratado com Alendronato, respetivamente.

A opacidade aumentada representa o crescimento excessivo do periósteo neste período de avaliação.

Avaliação radiográfica à oitava semana

Os resultados da formação óssea em Calcitonina e Alendronato administrados localmente mostraram diferenças significativas em relação ao grupo de controlo (p=0,000). A quantidade de formação óssea aumentou tanto na superfície externa como interna do defeito ósseo e parece mais densa no grupo tratado com Alendronato, seguido do grupo tratado com Calcitonina, em comparação com o grupo de controlo.

Avaliação radiográfica à décima segunda semana

Não houve diferença distinguível na média da formação óssea entre os três grupos no final da décima segunda semana (P=0,229) relativamente a esta densidade óssea (Tabela 4.7, Gráfico 4.5). A cavidade dos grupos tratados com Alendronato e Calcitonina apresentava uma formação osteogénica mais densa em comparação com o grupo de controlo.

No entanto, a comparação radiológica foi feita entre o grupo de controlo às 2, 4, 8 e 12 semanas mostrou um aumento estatisticamente significativo na quantidade de formação de osso novo ao longo dos períodos de observação (P=0,000) (Tabela 4.7, Gráfico 4.6).

Também houve diferenças estatisticamente significativas nos resultados da formação óssea através dos períodos de deteção de avaliação nos grupos de administração local de Calcitonina e Alendronato (P=0,000).

Table (4(7) Média e *valor de P* dos resultados radiográficos para a formação óssea utilizando ANOVA e teste de Duncan

Healing periods / Groups	Two week	Four week	Eighth week	Twelfth week	P value
Control positive	A 82.18±10.23 a	A 102.95±0.56 b	A 107.3±2.65 b	A 106.39±2.39 b	.001*
Control negative	A 81.01±9.96 a	A 103.26±1.19 b	A 108.01±1.54 b	A 106.54±0.94 b	000*
Calcitonin	A 78.55±8.73 a	B 106.95±1.66 b	B 112.94±1.71 c	A 108.06±0.59 bc	.000*
Control Calcitonin	A 76.96±8.95 a	B 105.57±1.07 b	B 111.10±1.62 b	A 107.56±0.51 b	.000*
Alendronate	A 83.46±5.04 a	B 107.16±2.10 b	B 113.81±1.88 c	A 109.89±4.50 bc	.000*
Control Alendronate	A 82.41±1.95 a	B 105.85±1.41 b	B 111.34±1.02 c	A 107.57±0.99 b	.000*
P value	.810	.001*	.000*	.229	

* média significativa a $p \leq 0,05$

As letras maiúsculas referem-se à comparação entre tratamentos (verticalmente), as letras minúsculas referem-se à comparação entre períodos (horizontalmente)

Gráfico 4-5: Médias dos resultados radiográficos da quantidade de formação óssea utilizando o teste de Duncan

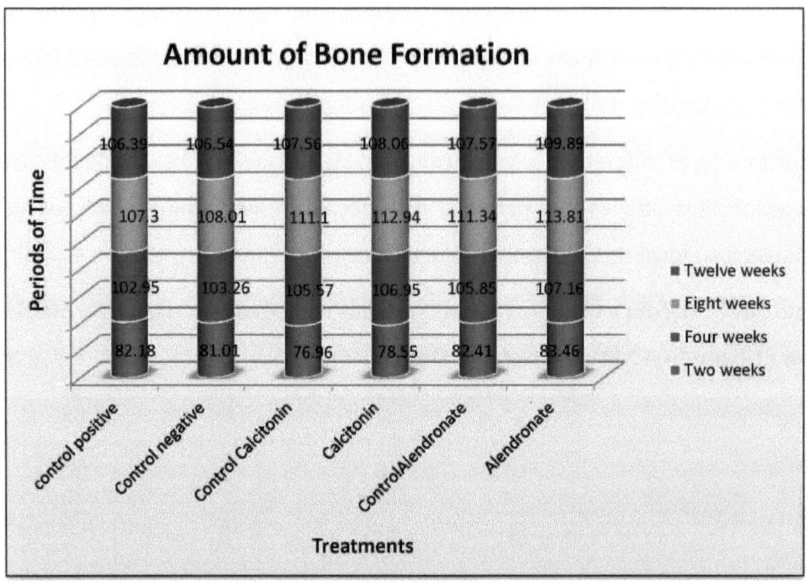

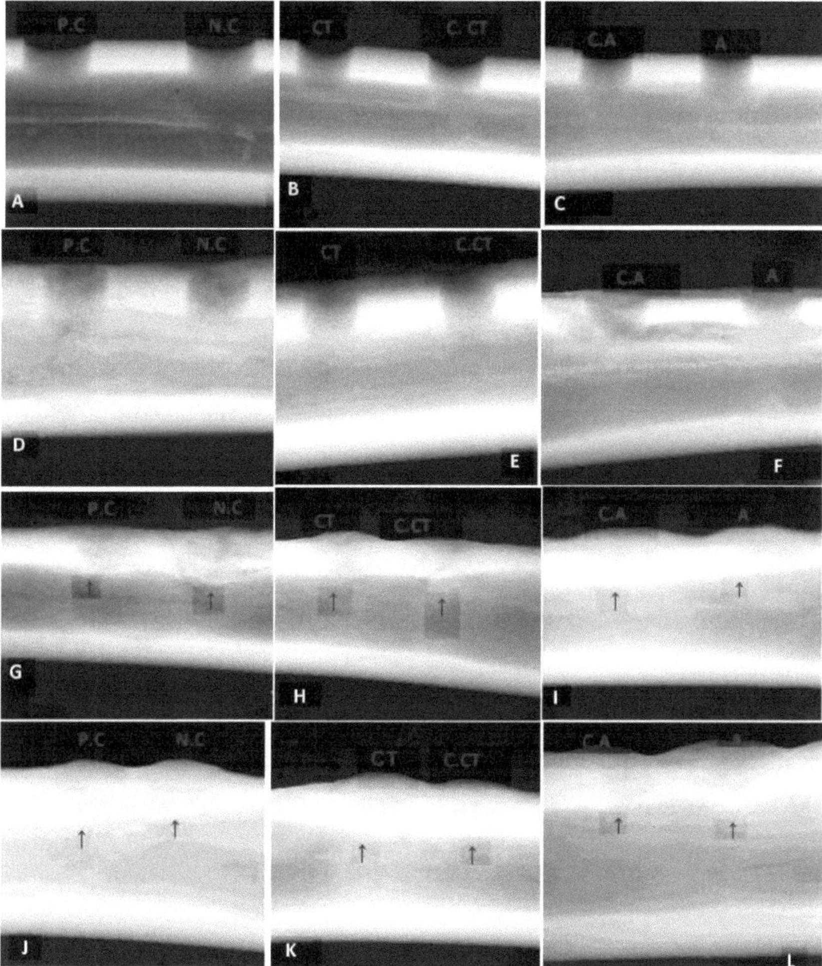

Fig.(4.1): As radiografias mostram defeitos ósseos simplesmente detectados ao fim de 2 semanas em A, grupo de controlo: controlo positivo (pc) e controlo negativo (N.C), B, grupo tratado com calcitonina (C.CT), calcitonina de controlo e (CT) calcitonina. E C, Grupo tratado com Alendronato (C.A) controlo Alendronato, e (A) Alendronato. Em: D, E, F, as radiografias mostram que foi detectado um ligeiro crescimento excessivo do periósteo ao fim de 4 semanas, o que é claramente visível no grupo da Calcitonina e no grupo do Alendronato. G, H, I, as radiografias mostram um aumento significativo da formação óssea e uma maior densidade nos grupos Calcitonina e Alendronato às 8 semanas. Em J, K, L, as radiografias mostram que a formação óssea está completa e preencheu os defeitos ósseos, mas parece mais densa no grupo tratado com Calcitonina, seguido do grupo tratado com Alendronato, às 12 semanas de pós-operatório. As setas representam a localização do defeito.

4.3 Avaliação radiológica da regeneração óssea avaliada por Tomografia computorizada

4.3.1Medição da densidade óssea

Os valores médios da densidade óssea nos defeitos ósseos, o desvio padrão e os valores *de P* em todos os grupos experimentais em intervalos de 2, 4, 8 e 12 semanas estão resumidos na (Tabela 4.8). A análise da densidade óssea para todos os locais de teste utilizados pela tomografia computadorizada demonstrou, em cada intervalo de tempo, um aumento significativo em ambos os grupos experimentais em comparação com o grupo de controlo ao longo dos períodos do estudo.

Avaliação da densidade óssea às 2 semanas de pós-operatório

No final de 2 semanas, a densidade dos defeitos ósseos revelou uma diferença significativa nos defeitos preenchidos com Calcitonina e Alendronato. A média da densidade do osso novo na tomografia computadorizada foi significativamente maior nos grupos locais de Calcitonina (239,57±3,31) e Alendronato (242,17±2,53) do que em todos os grupos de controle (defeitos ósseos de controle positivo, controle negativo, controle de Calcitonina e controle de Alendronato) (229,47±3,16, 230,47±3,19, 232,0±1,0 e 233,73±1,42, respetivamente) (*P=0*,000).

Avaliação da densidade óssea às 4 semanas de pós-operatório

O exame de tomografia computadorizada do local dos defeitos ósseos cicatrizados demonstrou uma progressão significativa na densidade óssea nos grupos tratados com Calcitonina de Salmão (609,79±12,09) e Alendronato (618,51±9,52) quando comparados com os locais dos defeitos de controlo (568,74±12,94) para a Calcitonina de controlo e (575,07±6,33) para o Alendronato de controlo. Embora a densidade óssea tenha mostrado diferenças estatísticas entre cada um dos defeitos ósseos tratados localmente e o respetivo defeito de controlo, verificou-se um aumento mais elevado nos valores de Hounsfield dos grupos de teste em comparação com o grupo de controlo (498,88±3,83) para o controlo positivo e (499,94±3,46) para o controlo negativo, e os valores *de p* foram (0,000).

Avaliação da densidade óssea às 8 semanas de pós-operatório

Os resultados da avaliação da densidade dos novos processos de formação óssea nos defeitos experimentais tratados às 8 semanas foram semelhantes nos grupos de teste da Calcitonina (998,41±10,06) e do Alendronato (1009,23±12,20) e não existem diferenças estatísticas entre eles. As imagens de TC revelaram que a diferença na densidade foi estatisticamente significativa entre cada um dos defeitos ósseos testados e o respetivo defeito de controlo na mesma tíbia. O valor médio para a calcitonina de controlo foi de 921,74±7,54 unidades Hounsfield (HU) e para o alendronato de controlo foi de 929,14±3,51 HU.

A densidade dos defeitos ósseos regenerados foi significativamente mais elevada em ambos os grupos tratados localmente do que no grupo de controlo (795,55±12,67, 797,89±9,94 unidades Hounsfield) para o controlo positivo e o controlo negativo, respetivamente, (*P=0*,000), (Tabela 4.8), Gráfico (4.6).

Avaliação da densidade óssea às 12 semanas de pós-operatório

A unidade Hounsfield medida dentro da área regenerada dos defeitos ósseos tratados com calcitonina (1250,45±4,80) e dos defeitos preenchidos com alendronato (1260,81±3,32) correspondeu à densidade estimada dos defeitos cirúrgicos de controlo com calcitonina (1183,67±7,77) e de controlo com alendronato (1188,41±3,50), revelando uma diferença significativa. Foi observado um aumento significativo da densidade nos defeitos tratados com Alendronato local (*P* = 0,000) em relação ao grupo tratado com Calcitonina local e ao grupo de controlo neste período de observação.

4.3.2Imagens de tomografia computorizada (TC) da regeneração óssea

A restauração do osso no defeito foi observada através de exames de radiografia e de tomografia computorizada, detalhando a regeneração óssea progressiva ilustrada na Figura 4.2.

O grupo de controlo não mostrou sinais de ossificação em ponte às oito semanas. Assim, a cicatrização do defeito foi representativa de uma cicatrização incompleta. Os defeitos eram claramente detectáveis ao fim de oito semanas, embora a regeneração óssea parecesse estar a decorrer, e a maior parte do osso cortical foi restaurada ao fim de doze semanas, mas parece menos denso do que o grupo tratado com calcitonina local e o grupo preenchido com alendronato em todas as fases dos períodos de cicatrização.

A eficácia da calcitonina local implantada em defeitos da tíbia demonstrou, às duas semanas, o desenvolvimento de uma fina camada de osso cortical no defeito e a restauração progressiva do osso trabecular até às oito semanas, tendo o contacto ósseo completo ocorrido nesta altura. Às doze semanas, os defeitos eram dificilmente detectáveis em relação à estrutura normal circundante. Embora os defeitos parecessem mais densos do que os defeitos de controlo não tratados em todos os períodos de observação.

A imagem dos exames de TAC dos defeitos preenchidos com Alendronato mostrou uma área de densidade aumentada que se aproximava da parede do defeito às quatro semanas, quando comparada com o grupo de controlo. Verificou-se uma restauração completa do osso cortical do defeito. O espessamento do osso pode ser observado às oito semanas e houve um sinal óbvio de ossificação em ponte neste período de cicatrização. Os defeitos ósseos eram dificilmente detectáveis do osso normal circundante às doze semanas. Para além disso, pode observar-se que a restauração do osso trabecular no grupo do Alendronato local era mais madura e densa em comparação com o grupo tratado com Calcitonina às doze semanas. Estes resultados estão de acordo com os resultados dos dados de densidade óssea apresentados anteriormente.

As diferenças entre cada grupo e o seu defeito vazio de controlo não foram mencionadas porque não havia sinais de diferença radiográfica na imagem da tomografia computadorizada, exceto a diferença na densidade óssea, como já foi mencionado anteriormente.

Tabela (4.8): Média da densidade óssea e avaliação ANOVA por tomografia computorizada da área regenerada em todos os grupos

Density (Hounsfield units) (Mean±SD) / Groups	Two weeks	Four weeks	Eighth weeks	Twelfth weeks
Control positive	A 229.47±3.16	A 498.88±3.83	A 795.55±12.67	A 1095.95±9.09
Control negative	A 230.47±3.19	A 499.94±3.46	A 797.89±9.94	A 1102.28±9.48
Control Calcitonin	A 232.0±1.0	B 568.74±12.94	B 921.74±7.54	B 1183.67±7.77
Calcitonin	B 239.57±3.31	C 609.79±12.09	C 998.41±10.06	C 1250.45±4.80
Control Alendronate	A 233.73±1.42	B 575.07±6.33	B 929.14±3.51	B 1188.41±3.50
Alendronate	B 242.17±2.53	C 618.51±9.52	C 1009.23±12.20	D 1260.81±3.32
P value	.000*	.000*	.000*	000*

* média significativa a p≤ 0,05

As letras maiúsculas referem-se à comparação entre tratamentos (verticalmente) em relação a cada período de cicatrização.

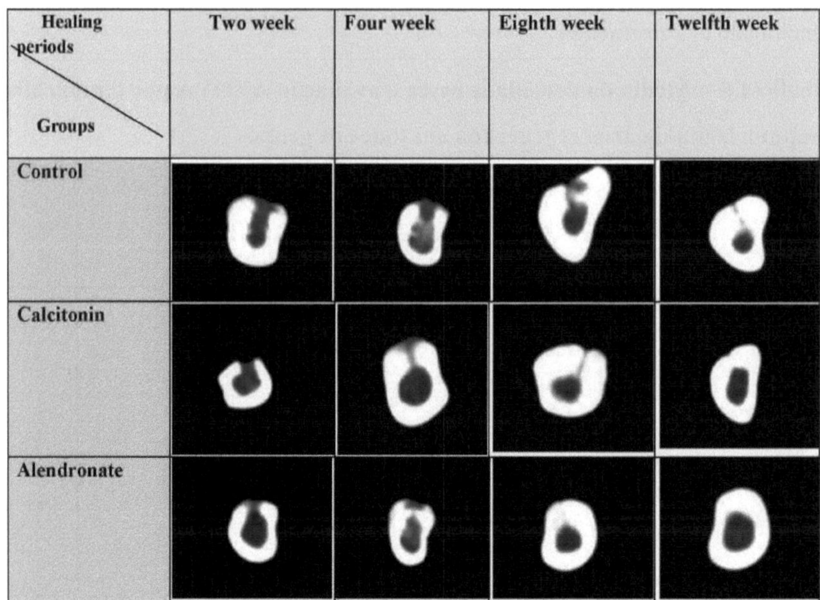

Figura (4.2): Imagens axiais de TC correspondentes ao controlo vazio (em cima), à Calcitonina local (a meio) e ao Alendronato (em baixo) mostrando a restauração progressiva do osso cortical e trabecular ao longo de doze semanas no defeito. Os grupos de teste do Alendronato e da Calcitonina mostraram uma maior aproximação da margem do defeito e uma maior densidade às quatro semanas, uma restauração completa do osso cortical às oito semanas e um crescimento e maturação contínuos do osso trabecular às doze semanas.

Gráfico (4-6): Valores médios dos resultados da tomografia computadorizada da densidade óssea usando ANOVA e teste de Duncan

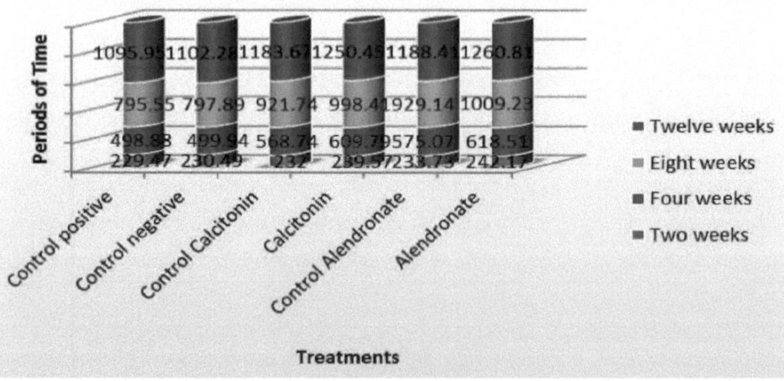

4.4 Achados histopatológicos

Todos os espécimes que foram submetidos a exame histopatológico em quatro fases (2, 4, 8 e 12 semanas após a operação) foram estudados de forma cega pelo investigador e pelos patologistas. Todos os defeitos foram vitais, dependendo dos critérios de presença de osteócitos no interior das lacunas e os presentes resultados mostraram que a utilização dos materiais investigados não causou qualquer reação indesejável. Não foi observada qualquer reação de corpo estranho, o que implica a ausência de células gigantes multinucleadas, o que indica que a calcitonina e o alendronato foram razoavelmente bem tolerados pelo tecido, se administrados localmente, e não foram tóxicos.

A classificação da inflamação foi efectuada de acordo com o número de células infiltrativas no campo de alta potência dos estudos microscópicos das amostras. Não se observou qualquer inflamação nas quatro fases do estudo e não se observou qualquer alteração, exceto em três casos que apresentavam uma inflamação ligeira às duas semanas de pós-operatório, dois relacionados com o grupo de controlo e um caso pertencente a defeitos tratados com calcitonina. Os resultados da classificação da inflamação não foram tabulados e não foram tratados estatisticamente porque não perturbaram os resultados. Para além disso, não foram reconhecidas células gigantes multinucleadas em todos os casos e a vitalidade óssea foi positiva em todos os grupos experimentais.

A análise histológica dos espécimes inteiros dos defeitos ósseos apresentou todas as fases de formação óssea, estendendo-se da periferia do defeito até ao centro do espécime. As trabéculas ósseas recém-formadas eram normalmente estendidas centralmente (ou seja, dirigidas das linhas periféricas para o centro do defeito) e a quantidade de granulação, a formação de osteoide e todos os outros parâmetros do sistema de pontuação foram examinados.

4.4.1 Análise histológica - animais do grupo de 2 semanas (Tabelas 4.9, 4.10) (Figura 4.3)

Ao fim de duas semanas, não se registaram diferenças estatisticamente significativas entre os três grupos quando se comparou a quantidade de tecido de granulação e a formação de osteoide ($p>0,05$).

Grupo de controlo

Observou-se que a área da cavidade experimental continha tecidos conjuntivos frouxos e densos e tinha um aspeto irregular, sendo fácil observar fibroblastos e macrófagos, vasos sanguíneos, capilares e fibras de colagénio finas que formavam uma determinada orientação e alinhamento. Havia um ligeiro início de atividade osteoblástica, que se distinguia pela presença de tecido osteoide fino parcialmente calcificado.

Grupo da Calcitonina de Salmão

Observou-se que os espécimes estavam preenchidos com tecido de granulação maduro fresco em quantidades moderadas, rico em vasos sanguíneos e fibroblastos. A porção central do defeito estava preenchida com tecido conjuntivo, onde estavam presentes pequenas ilhas de osso novo ao longo da parede do defeito, representadas por uma atividade osteoblástica proeminente para formar trabéculas ósseas finas parcialmente calcificadas, em comparação com o grupo de controlo.

Grupo do alendronato

Não foi detectada qualquer inflamação neste grupo, o que constitui uma caraterística a favor do processo de cicatrização. Foi observado um tecido conjuntivo denso a preencher o defeito ósseo, que consistia em tecido fibroso maduro composto por um grande número de fibroblastos juntamente com feixes de fibras de colagénio e uma grande quantidade de vasos sanguíneos de diferentes tamanhos, com a ocorrência de vários centros de ossificação representados por uma maior quantidade de novas trabéculas ósseas entremeadas com tecido fibroso.

Embora houvesse uma maior quantidade de tecido osteoide nos grupos tratados com Calcitonina e Alendronato, mas estatisticamente não se verificaram diferenças significativas nos três defeitos (tratados e não tratados) na segunda semana após a operação, o que indica que o processo de cicatrização estava a decorrer naturalmente, sem qualquer vantagem de um tratamento sobre o outro.

4.4.2 Análise histológica - animais do grupo de 4 semanas (Tabelas 4.11, 4.12) (Figura 4.4)

Grupo de controlo

Observou-se que as áreas das cavidades vazias experimentais estavam preenchidas com quantidades moderadas de tecido de granulação maduro e eram maiores do que as duas cavidades experimentais testadas. Foi observada uma quantidade mínima de osso tecido com trabéculas ósseas mais largas no final da 4ª semana. A formação óssea tornou-se mais desenvolvida do que às 2 semanas. As trabéculas ósseas estavam cobertas por osteoblastos cuboidais em camadas e quase todas as trabéculas ósseas tinham uma forma irregular e apresentavam uma estrutura tecida contendo osteócitos claramente distinguíveis no interior de lacunas de osteócitos de aspeto normal, indicativas de tecido ósseo vital.

Grupo da Calcitonina de Salmão

No final da quarta semana, havia menos tecido fibroso no grupo tratado com Calcitonina em comparação com o grupo de controlo (P = 0,032). O tecido de granulação fresco foi substituído por um compartimento mais fibroso no centro do defeito. A presença de osso tecido na cavidade local de aplicação de Calcitonina reflectiu o aumento da atividade osteoblástica e o novo tecido ósseo perto das margens tornou-se mais maduro com o aparecimento de osso trabecular no centro do defeito. A quantidade de formação de osso novo foi superior à do grupo de controlo (P = 0,013).

Grupo do alendronato

Observou-se que a maior parte da lacuna foi preenchida por um tecido organizado e vascularizado, principalmente na região central do defeito ósseo, e uma caraterística marcante desse tecido foi a presença de numerosas células osteoblásticas, especialmente em torno do novo osso que foi encontrado principalmente próximo às paredes do defeito ósseo. Verificou-se uma diferença significativa quando comparado com o grupo de controlo ($P = 0{,}032$). A quantidade de tecido de granulação era menor do que no grupo de controlo, mas parecia mais madura, o que indicava uma boa caraterística de aceleração do processo de cicatrização nesta fase do período de cicatrização. A avaliação histológica mostrou um aumento das ilhas de osso novo no tecido fibroso que une o tecido fibroso ao osso antigo. A diferença foi significativa para o tecido osteoide no grupo Alendronato em comparação com o grupo de controlo ($P = 0{,}011$). No entanto, não foi observada qualquer diferença significativa no tecido de granulação ($P = 1{,}000$) e na regeneração óssea ($P = 0{,}530$) quando comparados os dois grupos testados.

4.4.3 Análise histológica - animais do grupo de 8 semanas (Tabelas 4.13, 4.14) (Figura 4.5)

Relativamente ao tecido de granulação e às áreas de osso novo dos grupos de estudo e de controlo, não foram detectadas diferenças significativas entre o grupo do Alendronato e o grupo da Calcitonina. Em comparação com o grupo, tanto o grupo Alendronato como o grupo Calcitonina foram significativamente mais eficazes na aceleração da formação de osso novo do que o grupo de controlo ($p < 0{,}05$).

Grupo de controlo

Uma quantidade considerável de tecido fibroso no final da semana 8 ainda era maior do que nos grupos de teste. Esperava-se que este aumento de tecido de granulação nesta altura abrandasse o processo de formação óssea. Em muitas secções, toda a extensão do defeito ósseo foi preenchida com tecido ósseo e tecido conjuntivo liso. Foi encontrada uma grande quantidade de tecido conjuntivo intercalado com trabéculas ósseas rodeadas por osteoblastos com poucos vasos sanguíneos. Não se verificou qualquer diferença significativa na atividade osteogénica entre os defeitos de controlo positivo e negativo e entre a cavidade de controlo com Calcitonina e a cavidade de controlo com Alendronato ao longo de todos os períodos do estudo no que se refere aos critérios de pontuação histopatológica.

Grupo da Calcitonina de Salmão

A secção às 8 semanas mostrou que as áreas osteóides eram abundantes e preenchiam todo o defeito e a maior parte deste osso estava maduro ($P = 0{,}018$). Foram reconhecidos focos ocasionais de tecido de granulação espalhados pelo novo osso, em comparação com o grupo de controlo ($P = 0{,}048$). A secção histológica revelou um grande volume de formação de osso lamelar no grupo tratado com Calcitonina, em comparação com o grupo de controlo.

Grupo do alendronato

Foram observadas grandes quantidades de osso recém-formado em torno de vasos sanguíneos de diâmetros variáveis e foram identificados muitos osteoblastos activos em toda a periferia do osso trabecular, demonstrando o intenso processo de remodelação óssea. O osso lamelar foi obviamente observado, indicando que o osso tecido foi gradualmente substituído por tecido osteogénico em remodelação com sistemas haversianos proeminentes. Este grupo apresentou uma menor quantidade de tecido de granulação do que o grupo de controlo ($P = 0{,}006$) e uma ponte quase completa com osso novo. A cicatrização óssea histológica foi significativamente acelerada em ambos os grupos de estudo em comparação com o grupo de controlo ($P < .05$). A consolidação óssea foi superior no grupo do Alendronato, mas a diferença não foi estatisticamente significativa em comparação com o grupo da Calcitonina.

4.4.4 Análise histológica - animais do grupo de 12 semanas (Tabela 4.15) (Figura 4.6)

Durante o período de avaliação de 12 semanas, todos os grupos apresentaram os rácios de osso novo mais elevados, com resultados estatisticamente semelhantes (P = 0,317). Não houve diferença significativa na atividade osteogénica entre o grupo de controlo e ambos os grupos tratados (Calcitonina e Alendronato), com exceção da presença de sistemas haversianos mais maduros nos grupos tratados no estudo.

Em todos os grupos, o tecido de granulação era demasiado pequeno para ser processado para fins estatísticos.

Grupo de controlo

Neste grupo, na margem superior do defeito, o tecido conjuntivo muito frouxo estava distribuído entre as novas trabéculas ósseas. O novo osso perto das margens do defeito era mais maduro e a maior parte da área do defeito estava preenchida com osso maduro e imaturo.

Grupo da Calcitonina de Salmão

Toda a lacuna foi preenchida com uma enorme quantidade de formação óssea nova e organizada, com trabéculas maduras que apresentavam linhas inversas e uma ponte completa das paredes do defeito com osso novo, sem qualquer diferença em relação ao osso normal adjacente e a zona fibrosa central desapareceu completamente.

Grupo do alendronato

A formação óssea foi esparsa em todos os grupos e com um osso novo consideravelmente mais maduro, principalmente osso lamelar denso no estudo do Alendronato, que preencheu as margens do defeito, bem como a porção mais interior do defeito neste período de cicatrização. O novo osso apareceu em continuidade com o osso original e os limites entre o osso regenerado e o osso antigo não eram claros, tendo sido alcançado o encerramento completo do defeito ósseo. Embora a maturidade do novo osso tenha sido maior neste grupo em comparação com os outros grupos, a quantidade de novo osso não demonstrou uma diferença significativa entre todos os grupos. Isto estava de acordo com os resultados da densidade óssea nesta fase do período de cicatrização.

Table (4.9): Histopathological healing scores analysis for bone regeneration of two weeks postoperative period

Score	C. Positive		C. Negative		Mann-Whitney Test
	Frequency	Percentage	Frequency	Percentage	U= 9.000
0	2	66.7	4	66.7	
1	1	33.3	2	33.3	Z= .000
2	0	0.0	0	0.0	
Total	3	100.0	6	100.0	P- value= 1.000

Score	C. calcitonin		Calcitonin		Mann-Whitney Test
	Frequency	Percentage	Frequency	Percentage	U= 6.500
0	1	33.3	1	16.7	
1	2	66.7	4	66.7	Z= −.772
2	0	0.0	1	16.7	
Total	3	100.0	6	100.0	P- value= 0.440
Score	**C. Alendronate**		**Alendronate**		**Mann-Whitney Test**
	Frequency	Percentage	Frequency	Percentage	U= 6.500
0	1	33.3	1	16.7	
1	2	66.7	4	66.7	Z= −.772
2	0	0.0	1	16.7	
Total	3	100.0	6	100.0	P- value= 0.440

C. positivo vs C. Calcitonina; U= 3,000; P= 0,456 C. negativo vs C. calcitonina; U= 6,000; p= 0,371

C. positivo vs Calcitonina; U= 4,000; P= 0,149 C. negativo vs Calcitonina; U= 8,000; p= 0,075

C. positivo vs C. Alendronato; U= 3,000; p= 0,456 C.negativo vs C.Alendronato;U=6,000;P=0,371

C. positivo vs Alendronato; U= 4,000; P= 0,149 C. negativo vs Alendronato; U= 8,000; p= 0,075

C. Calcitonina vs C. Alendronato; U= 4,500;P=1,000 Calcitonina vs C. Alendronato; U= 6,500;P= 0,440

C. Calcitonina vs Alendronato; U= 6,500; P= 0,440 Calcitonina vs Alendronato; U=18,000; P= 1,000

Table (4.10): Histopathological healing scores analysis for granulation tissue of two weeks postoperative period					
Score	C. Positive		C. Negative		Mann-Whitney Test
	Frequency	Percentage	Frequency	Percentage	U= 9.000
2	1	33.3	2	33.3	Z= .000
3	2	66.7	4	66.7	
Total	3	100.0	6	100.0	P- value= 1.000

Score	C. calcitonin		Calcitonin		Mann-Whitney Test
	Frequency	Percentage	Frequency	Percentage	U= 7.500
2	2	66.7	3	50.0	Z= −.447
3	1	33.3	3	50.0	
Total	3	100.0	6	100.0	P- value= 0.655

Score	C. Alendronate		Alendronate		Mann-Whitney Test
	Frequency	Percentage	Frequency	Percentage	U= 6.000
2	2	66.7	2	33.3	Z= −.894
3	1	33.3	4	66.7	
Total	3	100.0	6	100.0	P- value= 0.371

C. positivo vs C. Calcitonina; U= 3,000; P= 0,456 C. negativo vs C. calcitonina; U= 6,000; p= 0,371

C. positivo vs. Calcitonina; U= 7,500; P= 0,655 C. negativo vs Calcitonina; U= 15,000; p= 0,575

C. positivo vs C. Alendronato; U= 3,000; p= 0,456 C.negativo vs C.Alendronato;U=6,000;P=0,371

C. positivo vs Alendronato; U= 9,000; P= 1,000 C. negativo vs Alendronato; U= 18,000; p= 1,000

C. Calcitonina vs C. Alendronato; U= 4,500;P=1,000 Calcitonina vs C. Alendronato; U= 7,500;P= 0,655

C. Calcitonina vs Alendronato; U= 6,000; P= 0,371 Calcitonina vs Alendronato; U= 15,000; P= 0,575

Table (4.11): Histopathological healing scores analysis for bone regeneration of four weeks postoperative period

Score	C. Positive		C. Negative		Mann-Whitney Test
	Frequency	Percentage	Frequency	Percentage	U= 9.000 Z= .000 P- value= 1.000
1	2	66.7	4	66.7	
2	1	33.3	2	33.3	
3	0	0.0	0	0.0	
Total	3	100.0	6	100.0	

Score	C. calcitonin		Calcitonin		Mann-Whitney Test
	Frequency	Percentage	Frequency	Percentage	U= 6.000 Z= −1.464 P- value= 0.143
1	1	33.3	0	0.0	
2	2	66.7	6	85.7	
3	0	0.0	1	14.3	
Total	3	100.0	7	100.0	

Score	C. Alendronate		Alendronate		Mann-Whitney Test
	Frequency	Percentage	Frequency	Percentage	U= 5.000 Z= −1.549 P- value= 0.121
1	1	33.3	0	0.0	
2	2	66.7	5	71.4	
3	0	0.0	2	28.6	
Total	3	100.0	7	100.0	

C. positivo vs C. Calcitonina; U= 3,000; P= 0,456 C. negativo vs C. calcitonina; U= 6,000; p= 0,371

C. positivo vs. Calcitonina; U= 3,000; P= 0,035* C. negativo vs Calcitonina; U= 6,000; p= 0,013*

C. positivo vs C. Alendronato; U= 3,000; p= 0,456 C.negativo vs C.Alendronato;U=6,000;P=0,371

C. positivo vs Alendronato; U= 2,500; P= 0,038* C. negativo vs Alendronato; U= 5,000; p= 0,011*

C. Calcitonina vs C. Alendronato; U= 4,500;P=1,000 Calcitonina vs C. Alendronato; U= 6,000;P= 0,143

C. Calcitonina vs Alendronato; U= 5,000; P= 0,121 Calcitonina vs Alendronato; U=21,000; P= 0,530

Score	C. Positive		C. Negative		Mann-Whitney Test
	Frequency	Percentage	Frequency	Percentage	U= 9.000 Z= .000 P- value= 1.000
1	0	0.0	0	0.0	
2	2	66.7	4	66.7	
3	1	33.3	2	33.3	
Total	3	100.0	6	100.0	

Table (4.12): Histopathological healing scores analysis for granulation tissue of four weeks postoperative period

Score	C. calcitonin		Calcitonin		Mann-Whitney Test
	Frequency	Percentage	Frequency	Percentage	U= 6.500 Z= −1.069 P- value= 0.285
1	1	33.3	4	57.1	
2	2	66.7	3	42.9	
3	0	0.0	0	0.0	
Total	3	100.0	7	100.0	

Score	C. Alendronate		Alendronate		Mann-Whitney Test
	Frequency	Percentage	Frequency	Percentage	U= 10.000 Z= −.143 P- value= 0.886
1	2	66.7	5	71.4	
2	1	33.3	2	28.6	
3	0	0.0	0	0.0	
Total	3	100.0	7	100.0	

C. positivo vs C. Calcitonina; U= 2,000; P= 0,197 C. negativo vs C. calcitonina; U= 4,000; p= 0,123

C. positivo vs. Calcitonina; U= 2,000; P= 0,032* C. negativo vs Calcitonina; U= 4,000; p= 0,008*

C. positivo vs C. Alendronato; U=1,000; p=0,099 C.negativo vs C.Alendronato;U=2,000;P=0,046*

C. positivo vs Alendronato; U= 2,000; P= 0,032* C. negativo vs Alendronato; U= 4,000; p= 0,008*

C. Calcitonina vs C. Alendronato; U=3,000;P=0,456 Calcitonina vs C. Alendronato; U=10,000;P=0,886

C. Calcitonina vs Alendronato; U= 6,500; P= 0,285 Calcitonina vs Alendronato; U= 24,500; P= 1,000

Table (4.13): Histopathological healing scores analysis for bone regeneration of eight weeks postoperative period					
Score	C. Positive		C. Negative		Mann-Whitney Test
	Frequency	Percentage	Frequency	Percentage	U= 9.000
2	2	66.7	4	66.7	
3	1	33.3	2	33.3	Z= .000
4	0	0.0	0	0.0	
Total	3	100.0	6	100.0	P- value= 1.000

Score	C. calcitonin		Calcitonin		Mann-Whitney Test
	Frequency	Percentage	Frequency	Percentage	U= 7.500
2	0	0.0	0	0.0	
3	3	100.0	5	83.3	Z= −.707
4	0	0.0	1	16.7	
Total	3	100.0	6	100.0	P- value= 0.480

Score	C. Alendronate		Alendronate		Mann-Whitney Test
	Frequency	Percentage	Frequency	Percentage	U= 6.000
2	0	0.0	0	0.0	
3	3	100.0	4	66.7	Z= −1.069
4	0	0.0	2	33.3	
Total	3	100.0	6	100.0	P- value= 0.285

C. positivo vs C. Calcitonina; U= 1,500; P= 0,114 C. negativo vs C. calcitonina; U= 3,000; p= 0,074

C. positivo vs. Calcitonina; U= 2,500; P= 0,045* C. negativo vs Calcitonina; U= 5,000; p= 0,018*

C. positivo vs C. Alendronato; U= 1,500; p= 0,114 C.negativo vs C.Alendronato;U=3,000;P=0,074

C. positivo vs Alendronato; U= 2,000; P= 0,046* C. negativo vs Alendronato; U= 4,000; p= 0,014*

C. Calcitonina vs C. Alendronato; U= 4,500;P=1,000 Calcitonina vs C. Alendronato; U= 7,500;P= 0,480

C. Calcitonina vs Alendronato; U= 6,000; P= 0,285 Calcitonina vs Alendronato; U=15,000; P= 0,523

Table (4.14): Histopathological healing scores analysis for granulation tissue of eight weeks postoperative period

Score	C. Positive		C. Negative		Mann-Whitney Test
	Frequency	Percentage	Frequency	Percentage	U= 7.500
0	0	0.0	0	0.0	
1	2	66.7	5	83.3	Z= –.535
2	1	33.3	1	16.7	
Total	3	100.0	6	100.0	P- value= 0.593

Score	C. calcitonin		Calcitonin		Mann-Whitney Test
	Frequency	Percentage	Frequency	Percentage	U= 6.000
0	1	33.3	4	66.7	
1	2	66.7	2	33.3	Z= –.894
2	0	0.0	0	0.0	
Total	3	100.0	6	100.0	P- value= 0.371

Score	C. Alendronate		Alendronate		Mann-Whitney Test
	Frequency	Percentage	Frequency	Percentage	U= 7.500
0	2	66.7	5	83.3	
1	1	33.3	1	16.7	Z= –.535
2	0	0.0	0	0.0	
Total	3	100.0	7	100.0	P- value= 0.593

C. positivo vs C. Calcitonina; U= 2,000; P= 0,197 C. negativo vs C. calcitonina; U= 5,000; p= 0,157

C. positivo vs Calcitonina; U= 2,000; P= 0,048* C. negativo vs Calcitonina; U= 5,000; p= 0,018*

C. positivo vs C. Alendronato; U=1,000; p=0,099 C.negativo vs C.Alendronato;U=2,500;P=0,045*

C. positivo vs Alendronato; U= 1,000; P= 0,021* C. negativo vs Alendronato; U= 2,500; p= 0,006*

C. Calcitonina vs C. Alendronato; U= 3,000;P=0,456 Calcitonina vs C. Alendronato; U=9,000;P= 1,000

C. Calcitonina vs Alendronato; U= 4.500; P= 0.157 Calcitonina vs Alendronato; U= 15.500; P= 0.523

Table (4.15): Histopathological healing scores analysis for bone regeneration of twelfth weeks postoperative period					
Score	C. Positive		C. Negative		Mann-Whitney Test
	Frequency	Percentage	Frequency	Percentage	U= 4.500
3	1	33.3	1	33.3	Z= .000
4	2	66.7	2	66.7	
Total	3	100.0	3	100.0	P- value= 1.000

Score	C. calcitonin		Calcitonin		Mann-Whitney Test
	Frequency	Percentage	Frequency	Percentage	U= 4.500
3	0	0.0	0	0.0	Z= .000
4	3	100.0	3	100.0	
Total	3	100.0	3	100.0	P- value= 1.000

Score	C. Alendronate		Alendronate		Mann-Whitney Test
	Frequency	Percentage	Frequency	Percentage	U= 4.500
3	0	0.0	0	0.0	Z= .000
4	3	100.0	3	100.0	
Total	3	100.0	3	100.0	P- value= 1.000

C. positivo vs C. Calcitonina; U= 3,000; P= 0,317 C. negativo vs C. calcitonina; U= 3,000; p= 0,317

C. positivo vs. Calcitonina; U= 3,000; P= 0,317 C. negativo vs Calcitonina; U= 3,000; p= 0,317

C. positivo vs C. Alendronato; U= 3,000; p= 0,317 C.negativo vs C.Alendronato;U=3,000;P=0,317

C. positivo vs Alendronato; U= 3,000; P= 0,317 C. negativo vs Alendronato; U= 3,000; p= 0,317

C. Calcitonina vs C. Alendronato; U= 4,500;P=1,000 Calcitonina vs C. Alendronato; U= 4,500;P= 1,000

C. Calcitonina vs Alendronato; U= 4,500; P= 1,000 Calcitonina vs Alendronato; U= 4,500; P= 1,000

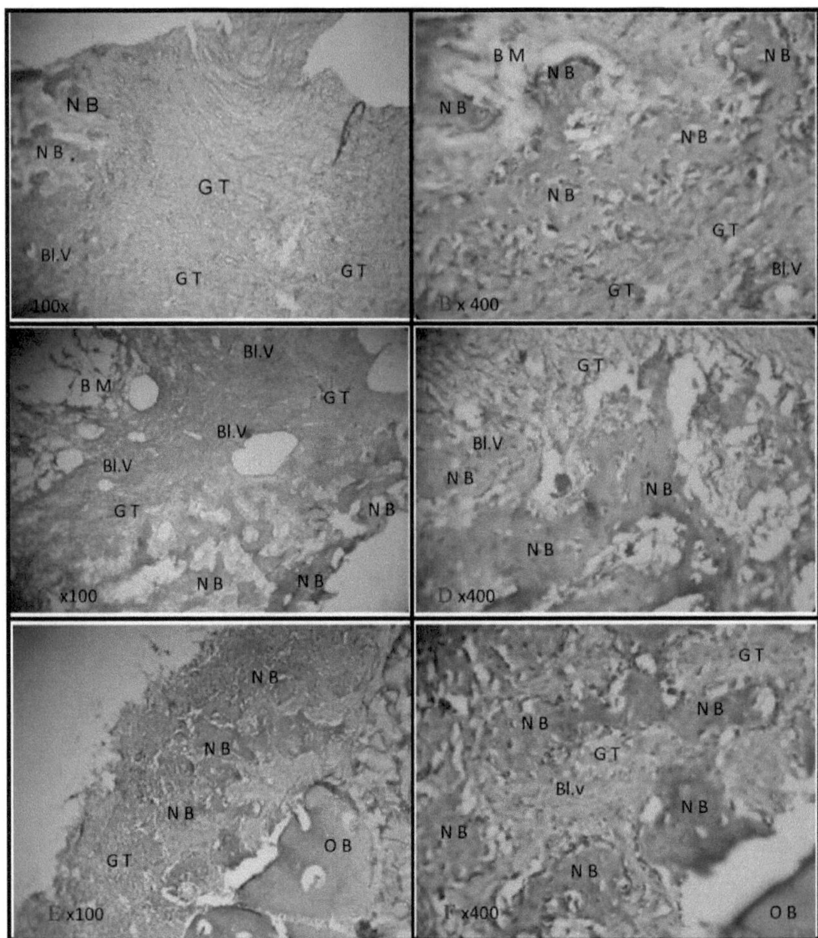

Figure (4(3) Microfotografias de grupos com um período de 2 semanas. (A,B) O grupo de controlo mostra feixes paralelos de colagénio orientados longitudinalmente com fibroblastos fusiformes e vasos sanguíneos recém-formados que preenchem todo o defeito. Ligeira presença de formação de tecido osteoide no bordo. (C,D) O grupo tratado com calcitonina apresentou tecido de granulação mais maduro com vasos sanguíneos recém-formados e fibroblastos fusiformes. Foi encontrado mais tecido osteoide recém-formado no bordo do defeito. (E,F) O grupo tratado com alendronato mostra que o tecido fibroso estava mais organizado e era mais fino do que o dos grupos de controlo e de calcitonina, tendo sido encontrada mais formação de osso novo nas margens do defeito, ligado ao osso original e disperso por todo o defeito. (GT: tecido de granulação, NB: osso novo, OB: osso velho, BM: medula óssea, Bl.V: vasos sanguíneos).

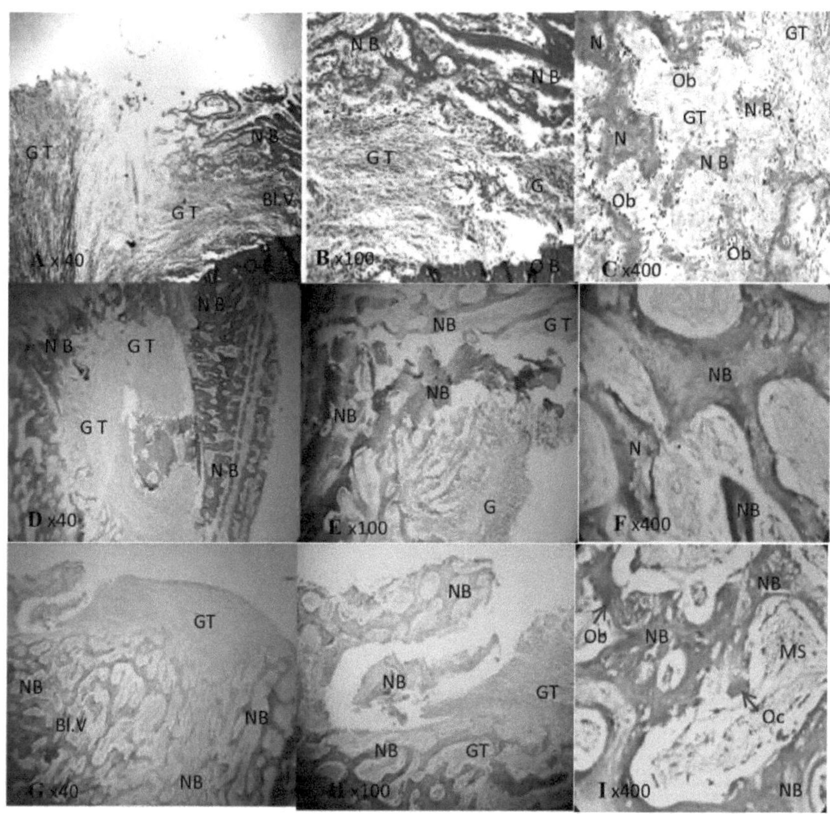

Figure (4(4) Microfotografia dos grupos do período de 4 semanas. (A,B,C)) O grupo de controlo apresentou uma abundância de tecido de granulação denso a preencher a maior parte do defeito. Uma quantidade mínima de trabéculas recém-formadas rodeadas por osteoblastos activos estava presente através do defeito, que é mais fino do que nos outros grupos. (D,E,F) O grupo Calcitonina apresentou uma camada espessa de trabéculas ósseas maduras regulares recém-formadas na periferia e no centro do defeito e uma pequena quantidade de tecido de granulação dispersa pelo defeito. (G,H,I) O grupo tratado com alendronato mostrou uma pequena quantidade de tecido de granulação distribuído através de uma camada espessa de osso lamelar maduro recém-formado que quase preenche a maior parte do defeito. (GT: tecido de granulação, NB: osso novo, OB: osso velho, M S: espaço medular, Bl.V: vasos sanguíneos, Ob: célula osteoblástica, Oc: célula osteoclástica).

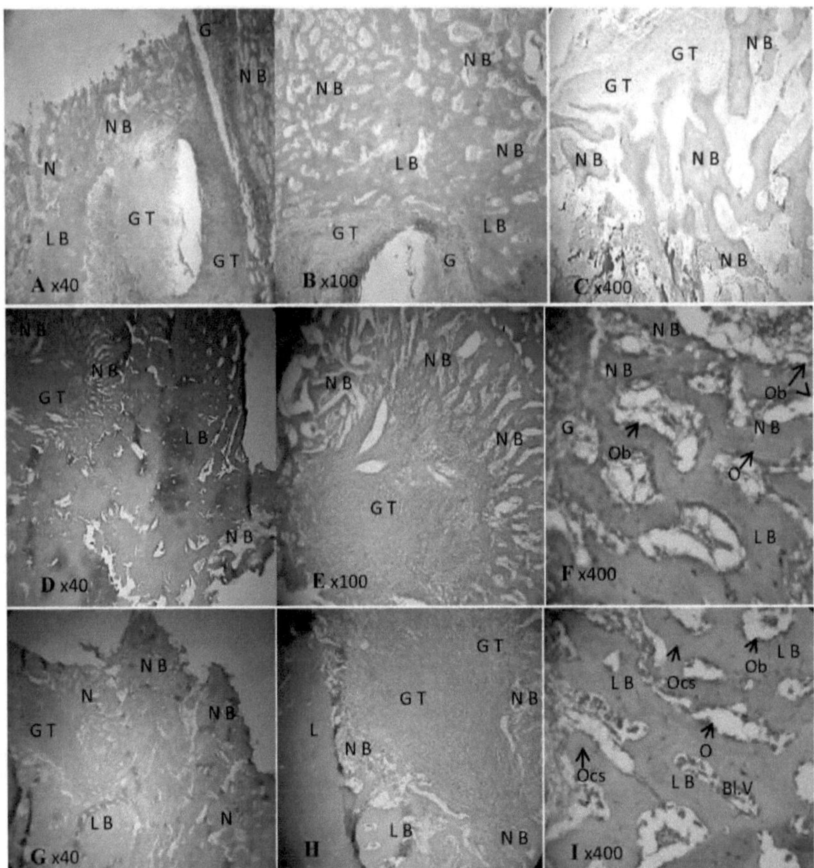

Figure (4(5) Microfotografia de grupos com período de 8 semanas. (A,B,C)) O grupo de controlo apresentou uma quantidade considerável de tecido fibroso. Uma quantidade crescente de osso recém-formado rodeado por osteoblastos activos estava presente através do defeito com uma pequena área de diferenciação para osso lamelar em comparação com os outros grupos. (D,E,F) O grupo da calcitonina mostrou uma vasta formação de trabéculas de osso maduro recém-formadas que preenchem todo o defeito com um grande volume de formação de osso lamelar e uma quantidade muito reduzida de focos de tecido de granulação espalhados pelo novo osso. (G,H,I) O grupo tratado com alendronato apresentou uma ponte completa das paredes do defeito com a maior quantidade de osso novo rodeado por células osteogénicas mais activas que substituíram o osso lamelar, o que não difere do osso normal adjacente, com o aparecimento de focos de menor quantidade de tecido fibroso através do osso fortemente organizado. (GT: tecido de granulação, NB: osso novo, LB: osso lamelar, Bl.V: vasos sanguíneos, Ob: célula osteoblástica, Ocs: célula osteocitária).

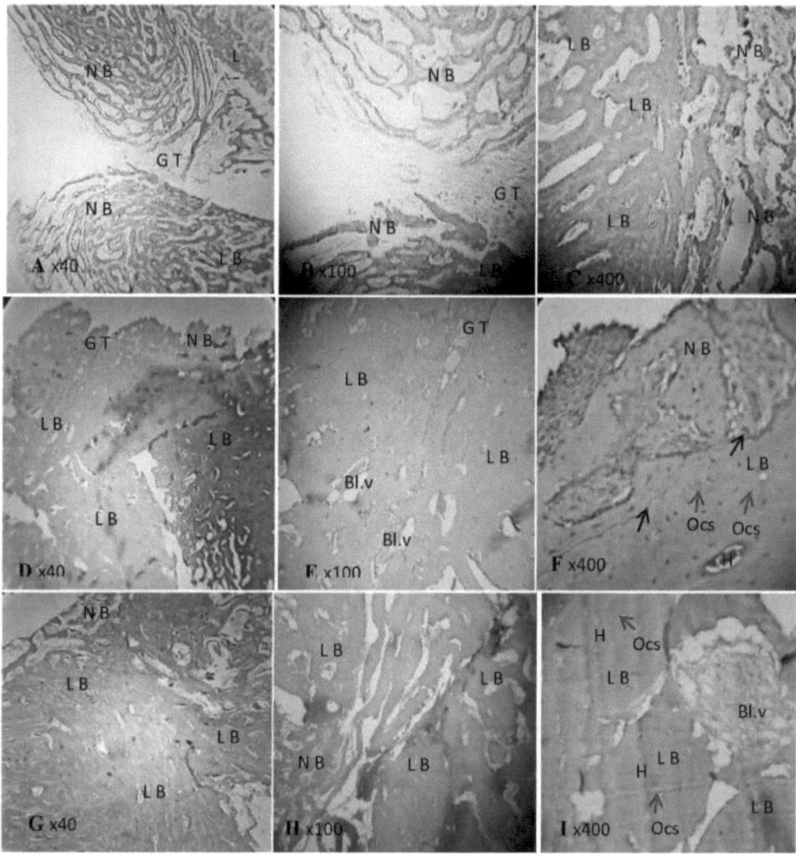

Figura (4.6) Microfotografia dos grupos do período de 12 semanas. (A,B,C) O grupo de controlo mostrou uma aproximação completa dos bordos do defeito com osso novo e com a presença de uma quantidade muito reduzida do tecido fibroso mencionado na cevada e a camada mais profunda composta por osso lamelar maduro. (D,E,F) O grupo Calcitonina apresentou osso lamelar normal mais organizado que é composto por osteoblastos e osteócitos e pelo sistema haversiano com linhas de cimento na periferia que preenchem completamente todo o defeito com uma quantidade muito pequena de trabéculas de osso maduro na camada mais externa do defeito ósseo. A seta preta representa a linha de demarcação entre o osso lamelar e o osso maduro recém-formado. (G,H,I) O grupo tratado com alendronato apresentou uma ponte completa das paredes do defeito com osso lamelar mais organizado que não pode ser diferenciado do osso normal adjacente. (GT: tecido de granulação, NB: osso novo, LB: osso lamelar, Bl.V: vasos sanguíneos, Ocs: célula osteocitária, H: canal de Haversian).

4.5 Análise Histomorfométrica Quantitativa (Tabelas 4.16, 4.17, 4.18) (Gráfico 4-7, 4-8)

A análise histométrica foi efectuada pelo investigador e por outro examinador sem conhecimento do tratamento efectuado. A área de tecido de granulação e de osso regenerado na lâmina foi calculada utilizando-se o programa ImageJ. Os resultados foram apresentados em porcentagem de cada variável em relação ao defeito total. Os resultados foram concordantes com os achados histopatológicos, exceto no caso dos defeitos de controlo com Calcitonina e controlo com Alendronato no final da 4ª e 8ª semanas, que pareciam ser estatisticamente semelhantes aos defeitos experimentais estudados. A razão da diferença pode estar relacionada com os testes de análise estatística que foram utilizados para medir a quantidade de formação de osso novo e de tecido de granulação. ANOVA e teste de Duncan são testes estatísticos paramétricos, que pareceram resultados mais sensíveis e precisos quando comparados ao teste não paramétrico de Mann-Whitney, usado para avaliar os achados histopatológicos. Em vez disso, o método de medição da quantidade de formação de osso novo de acordo com os critérios de pontuação histopatológica era subjetivo para cada examinador e pode não dar uma imagem clara da quantidade real de formação óssea. Este facto pode dar uma pista sobre a diferença entre os resultados nestes períodos de cicatrização.

Os números de osteoblastos e osteoclastos foram calculados numa lâmina histológica numa área de tecido de 0,066 mm^2 com uma ampliação de 40x e comparados estatisticamente.

4.5.1Duas semanas de pós-operatório (Figura 4.7)

Não se registou uma diferença significativa no tecido de granulação em todos os grupos (P=.774). No que diz respeito ao tecido osteoide, verificou-se uma tendência para aumentar em ambos os grupos de estudo em comparação com o grupo de controlo, mas não se verificou uma diferença significativa entre todos os grupos experimentais (P=.182). O número médio de células osteoblásticas dos grupos de controlo foi calculado, e o valor médio do controlo positivo e negativo

(22,33±2,082) e (23,50±4,037), respetivamente. Estes valores, quando comparados com ambos os grupos de calcitonina; controlo e defeitos tratados com calcitonina com (29,67±1,528, 33,00±4,195, respetivamente), e grupo tratado com alendronato (32,00±2,000 para o controlo de alendronato e 35,167±4,750 para os defeitos tratados com alendronato), mostraram uma diferença significativa (p= .000). Embora tenha havido uma redução significativa do número de células osteoclásticas nos grupos estudados com Calcitonina local (valor médio de 3,833±,646) e Alendronato local (3,792±,557) em comparação com o grupo de controlo (5,083±,144, 4,917±,8010 para defeitos de controlo positivo e controlo negativo, respetivamente) (p= 0,012).

4.5.2Quatro semanas de pós-operatório (Figura 4.8)

No final da 4ª semana, a quantidade de tecido de granulação diminuiu significativamente nos grupos experimentais da Calcitonina (23,48±.097) e do Alendronato (18,16±.119) quando comparados com o grupo de controlo (41,41±.201) (p=.009). Os grupos de teste experimentais apresentaram um aumento significativo na quantidade de formação de osso novo em comparação com o grupo de controlo (p= .007). A contagem de osteoblastos revelou que os números de osteoblastos no grupo de controlo (38,33±4,726 para o controlo positivo e 40,67±4,227 para o controlo negativo) e em ambos os grupos experimentais: o grupo da Calcitonina (49,67±2,517 para a Calcitonina de controlo, 53,71±7,588 para a Calcitonina) e o grupo do Alendronato (52,33±2,517, 56,71±6,751 para o Alendronato de controlo e cavidades de Alendronato). Registaram-se diferenças estatisticamente significativas entre os três grupos quando os números de osteoblastos foram comparados (p=.000).

Verificou-se que o número de osteoclastos com bordos rugosos estava presente em todos os grupos, mas houve uma redução significativa em ambos os grupos testados em comparação com o grupo de controlo (p=.000). A média ±SD de células de osteoclastos para o grupo da calcitonina foi de (2,893±,430) e para o grupo do alendronato foi de (2,607±2,606), enquanto para o grupo de controlo foi de (4,500±,901). Não se registou uma diferença significativa entre os dois grupos de estudo quando comparados entre si em todas as fases dos períodos de observação da cicatrização. Também não houve diferença estatística entre cada defeito ósseo testado e o seu defeito de controlo relacionado com esse grupo de teste em cada período de cicatrização.

4.5.3Oito semanas de pós-operatório (Figura 4.9 A-C)

Em geral, a área média de osso novo no grupo de controlo foi significativamente inferior à dos grupos de estudo ($p< .05$). A média e o desvio padrão do osso novo formado no grupo de estudo da calcitonina foi de 83,05±.080 e no grupo de estudo do alendronato foi de 86,09±.050. Enquanto a presença de osso novo observada no grupo de controlo foi de (53,59±.158 para defeitos de controlo positivo e 56,09±.128 para defeitos de controlo negativo). A análise histológica mostrou que os defeitos foram preenchidos por uma fina camada de tecido conjuntivo fibroso no grupo de controlo (15,88±.092, 11,09±.098 para defeitos de controlo positivo e controlo negativo, respetivamente). Enquanto que a quantidade de tecido conjuntivo no grupo de estudo da calcitonina (3,13±.061) e no grupo de teste do alendronato (1,59±.026) era significativamente inferior à do grupo de controlo ($p< .05$).

O número de osteoblastos activos no grupo de controlo (48,33±2,887células/mm^2) foi significativamente inferior ao do grupo local de Calcitonina (62,67±7,581células/mm^2) e ao do grupo local de Alendronato (64,67±8,189células/mm^2), (p=.002). Globalmente, o número de osteoclastos do grupo de estudo do Alendronato (1,083±.303células/mm^2) e do grupo de estudo da Calcitonina (1,333±.204 células/mm^2), enquanto que para os grupos de controlo positivo e de controlo negativo foi de (2,083±.144, 2,125±.345células/mm^2). Os defeitos com alendronato e calcitonina apresentaram um número significativamente menor de células de osteoclastos em comparação com os defeitos ósseos de controlo ($p< .05$).

4.5.4 Doze semanas de pós-operatório (Figura 4.9 D-F)

A quantidade média de formação de osso novo dos grupos de controlo e experimentais de Calcitonina e Alendronato foi de (91,04±.016, 93,78±.023, 94,44±.021 respetivamente). Não houve significância estatística entre os grupos ($p >$ .05). Durante este período pós-operatório, o processo de cicatrização melhorou a formação óssea em todo o defeito ósseo e uma quantidade ténue de tecido de granulação espalhado pelas trabéculas ósseas maduras no grupo de controlo foi negligenciada, uma vez que não altera o resultado.

O número de células osteoblásticas diminuiu gradualmente nesta altura em todos os grupos, apresentando uma morfologia plana e tornando-se inactivas. Por outro lado, verificou-se que era significativo em ambos os grupos de estudo em comparação com o grupo de controlo (p=.022). De acordo com o número de células de osteoclastos, estas pareciam estar inactivas e rodeadas por lacunas, especialmente em ambos os grupos de teste. Verificou-se uma diminuição da contagem de células osteoclásticas em todos os grupos experimentais. Não se registaram diferenças estatisticamente significativas entre os grupos quando os números de osteoclastos foram comparados ($p >$ .05).

Table (4(16) Média e *valores* de *P* dos resultados da imagem J para inflamação, tecido de granulação e osteoide utilizando ANOVA e teste de análise múltipla de Duncan

Variable / Treatment	Granulation tissue %						
	Control positive	Control negative	Control calcitonin	Calcitonin	Control Alendronate	Alendronate	P value
Two Weeks	A 54.53±.361 b	A 56.32±.305 b	A 45.20±.168 c	A 40.79±.242 c	A 49.63±.236 b	A 54.18±.120 c	.774
Four Weeks	B 41.41±.201 ab	B 43.25±.173 b	A 20.03±.016 b	A 23.48±.097 b	A 20.69±.095 a	A 18.16±.119 b	.009 *
Eight Weeks	B 15.88±.092 ab	AB 11.09±.098 a	A 3.36±.029 a	A 3.13±.061 ab	A 2.39±.041 a	A 1.59±.026 a	.030 *
Twelfth weeks	A 0.0 ab	A 0.0 a	A 0.0 a	A 0.0 a	A 0.0 a	A 0.0 a	
P value	.050*	.001*	.001*	.001*	.013*	.000*	

Variable / Treatment	Osteoid tissue %						
	Control positive	Control negative	Control calcitonin	Calcitonin	Control Alendronate	Alendronate	P value
Two Weeks	A 5.97±.014 a	A 4.59±.042 a	A 16.57±.193 a	A 16.28±.156 a	A 18.97±.040 a	A 19.47±.098 a	.182
Four Weeks	A 27.08±.122 b	A 26.85±.105 b	B 45.71±.032 b	B 49.67±.106 b	B 47.01±.186 b	B 49.74±.131 b	.007*
Eight Weeks	A 53.59±.158 c	A 56.09±.128 c	B 78.82±.088 c	B 83.05±.080 c	B 79.21±.017 c	B 86.09±.050 c	.000*
Twelfth weeks	A 91.04±.016 d	A 91.94±.023 d	A 92.10±.010 c	A 93.78±.023 c	A 92.15±.019 c	A 94.44±.021	.313
P value	.000*	.000*	.000*	.000*	.000*	.000*	

* Média significativa a $p \leq 0{,}05$

- Todos os espécimes de todos os tratamentos estavam fora dos períodos gerais de inflamação da cicatrização, pelo que os valores de p não foram encontrados

As letras maiúsculas significam comparações entre tratamentos (Horizontalmente), as letras minúsculas significam comparações entre períodos de cicatrização (Verticalmente).

Table (4(17) Comparação do número de osteoblastos entre todos os grupos tratados utilizando ANOVA e teste de análise múltipla de Duncan

Healing periods / Groups	Osteoblasts (Mean±SD)				
	Two weeks	Four weeks	Eighth weeks	Twelfth weeks	P value
Control positive	A 22.33±2.082 a	A 38.33±4.726 b	A 48.33±2.887 c	A 28.33±2.887 a	.000*
Control negative	A 23.50±4.037 a	A 40.67±4.227 b	AB 49.83±4.750 c	A 27.67±3.512 a	.000*
Control Calcitonin	B 29.67±1.528 a	B 49.67±2.517 b	BC 58.33±3.512 c	AB 30.33±2.517 a	.000*
Calcitonin	B 33.00±4.195 a	B 53.71±7.588 b	C 62.67±7.581 c	B 33.67±1.528 a	.000*
Control Alendronate	B 32.00±2.000 a	B 52.33±2.517 b	C 59.33±1.155 c	AB 31.00±1.000 a	.000*
Alendronate	B 35.167±4.750 a	B 56.71±6.751 b	C 64.67±8.189 b	B 35.00±2.646 a	.000*
P value	.000*	.000*	.002*	.022*	

* Média significativa a $p \leq$ **0,05**

As letras maiúsculas significam comparações entre tratamentos (verticalmente), as letras minúsculas significam comparações entre períodos de cicatrização (horizontalmente).

Table (4(18) Comparação do número de osteoclastos entre todos os grupos tratados utilizando ANOVA e teste de análise múltipla de Duncan

Healing periods / Groups	Osteoclasts (Mean±SD)				
	Two weeks	Four weeks	Eighth weeks	Twelfth weeks	P value
Control positive	B 5.083±.144 c	B 4.500±.901 c	C 2.083±.144 b	A .417±.382 a	.000*
Control negative	B 4.917±.8010 c	B 4.375±.518 c	C 2.125±.345 b	A .500±.250 a	.000*
Control Calcitonin	AB 4.750±.250 d	A 3.500±.661 c	B 1.583±.289 b	A .250±.250 a	.000*
Calcitonin	A 3.833±.646 d	A 2.893±.430 c	AB 1.333±.204 b	A .133±.231 a	.000*
Control Alendronate	AB 4.583±.764 c	A 3.417±.946 c	AB 1.417±.289 b	A .167±.289 a	.000*
Alendronate	A 3.792±.557 d	A 2.607±2.606 c	A 1.083±.303 b	A .067±.115 a	.000*
P value	.012*	.000*	.000*	.0352	

* Média significativa a $p \leq 0,05$

As letras maiúsculas significam comparações entre tratamentos (verticalmente), as letras minúsculas significam comparações entre períodos de cicatrização (horizontalmente).

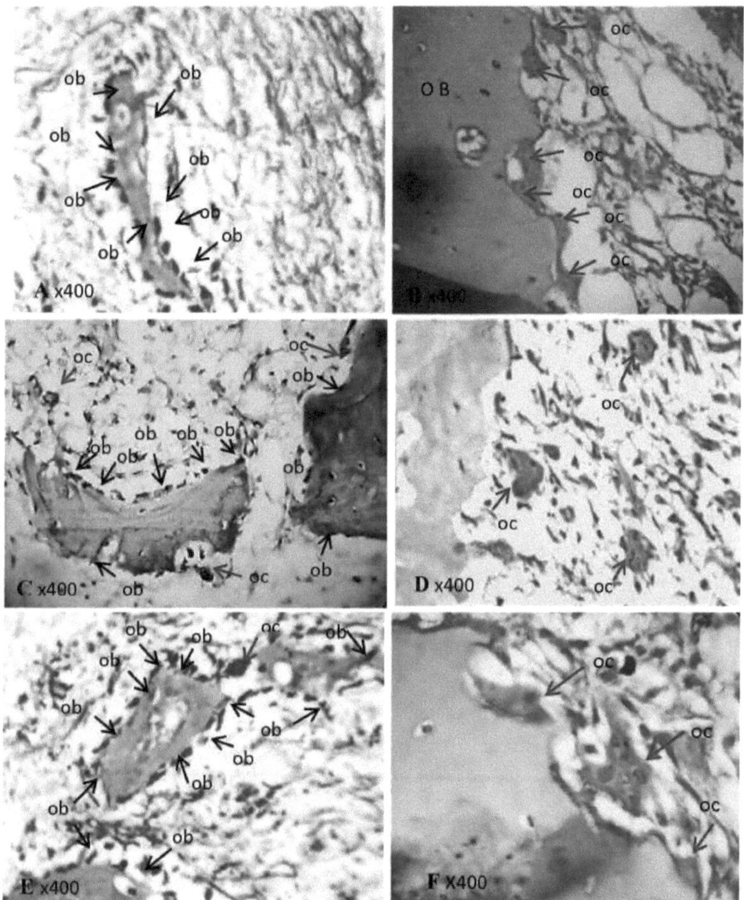

Figure (4(7) Microfotografia aos grupos de 2 semanas.(A,B) grupo de controlo mostrando tecido ósseo recém-formado de tipo imaturo e menos osteoblastos (setas pretas) e aumento do número de osteoclastos e lacunas de reabsorção (setas vermelhas). (C,D) O grupo tratado com calcitonina mostrou um aumento do número de osteoblastos e uma diminuição do número de osteoclastos e de lacunas de reabsorção. (E,F) aspeto em alta resolução do grupo tratado com Alendronato, mostrando um aumento do número de osteoblastos e uma diminuição do número de osteoclastos com um bordo rugoso ligado ao osso. (oc: célula de osteoclastos; ob: célula de osteoblastos).

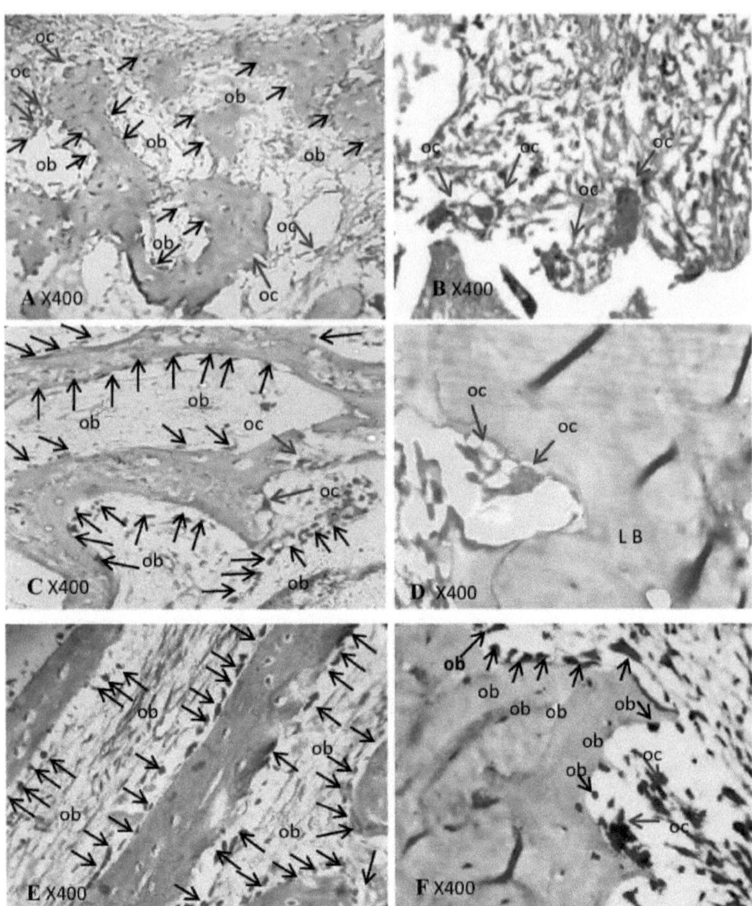

Figure (4(8) (A,B) O grupo de controlo demonstrou tecido ósseo recém-formado e um menor número de osteoblastos (setas pretas) e um maior número de osteoclastos e lacunas de reabsorção (setas vermelhas) do que ambos os grupos testados. (C,D) O grupo tratado com calcitonina e (E,F) o grupo tratado com alendronato mostraram um aumento do número de osteoblastos e uma diminuição do número de osteoclastos, tendo sido observadas lacunas de reabsorção e osso lamelar em ambos os grupos. O aspeto de alta potência dos osteoclastos mostrou a ausência de um rebordo rugoso, mas a fixação ao osso com uma zona clara no grupo tratado com Alendronato. (oc: célula de osteoclastos; ob: célula de osteoblastos).

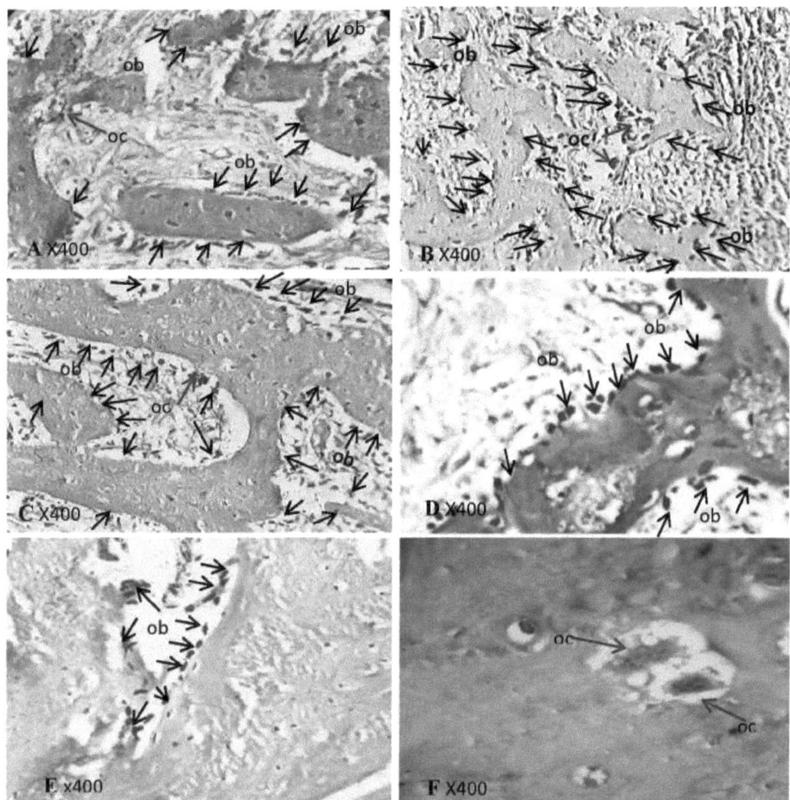

Figure (4(9) A secção histopatológica de : A (grupo de controlo), B (grupo tratado com calcitonina), C (grupo tratado com alendronato) demonstrou uma formação óssea lamelar mais ampla e um aumento do número de osteoblastos e uma diminuição do número de células de osteoclastos em ambos os grupos testados do que no grupo de controlo às oito semanas de pós-operatório. Em D (grupo de controlo), E (grupos testados), o número de osteoblastos e de células de osteoclastos diminuiu em todos os grupos às 12 semanas de pós-operatório, (F) aspeto de alta potência mostrando que as células de osteoclastos se tornaram inactivas e rodeadas por lacunas em ambos os grupos testados às 12 semanas. A seta preta representa as células de osteoblastos, a seta vermelha representa as células de osteoclastos.

Gráfico (4-7): Médias dos achados histomorfométricos para tecido de granulação e osteoide utilizando o teste Post Hoc

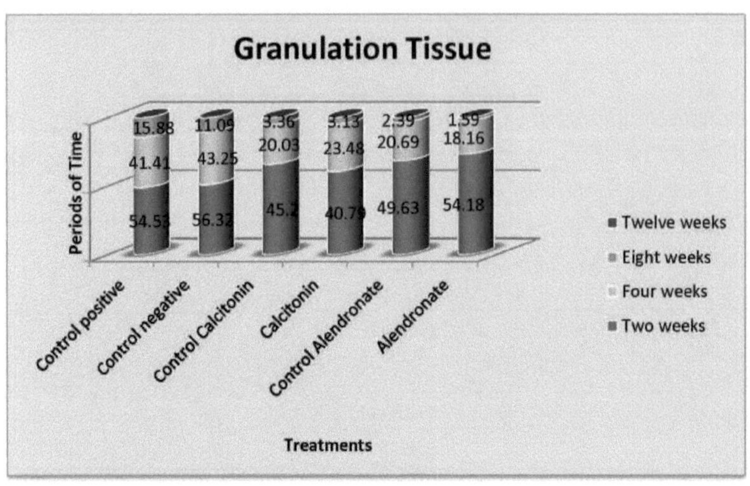

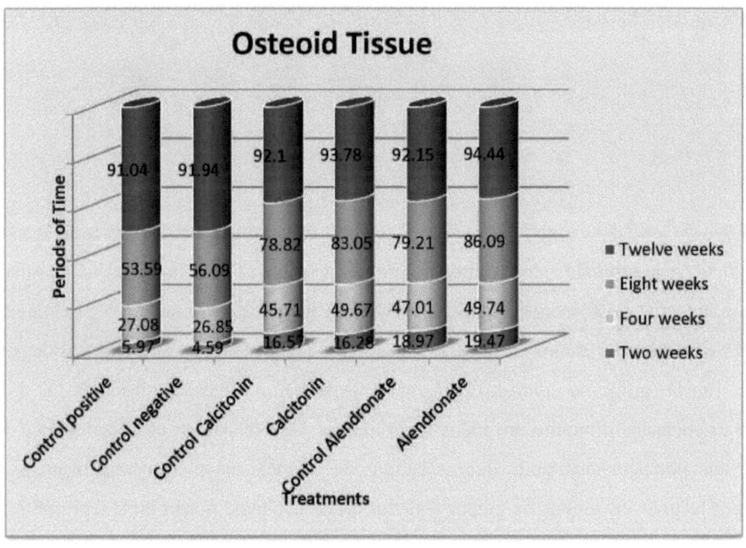

Gráfico (4-8): Médias dos resultados histomorfométricos para células de osteoblastos e osteoclastos utilizando o teste Post Hoc

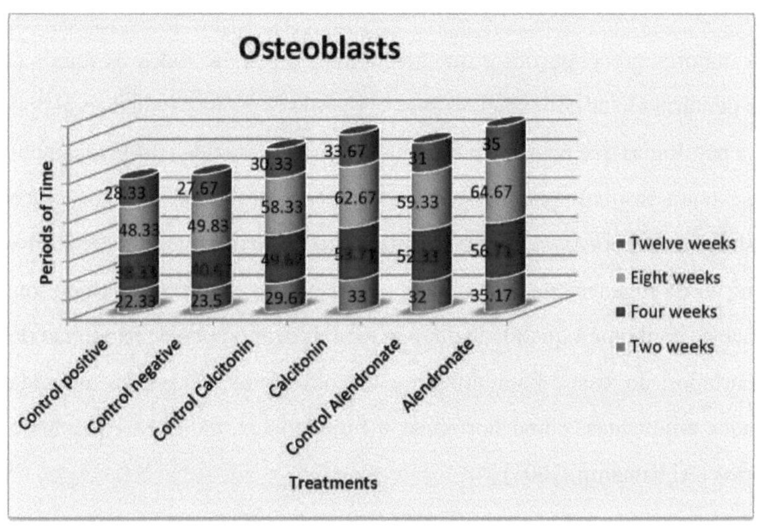

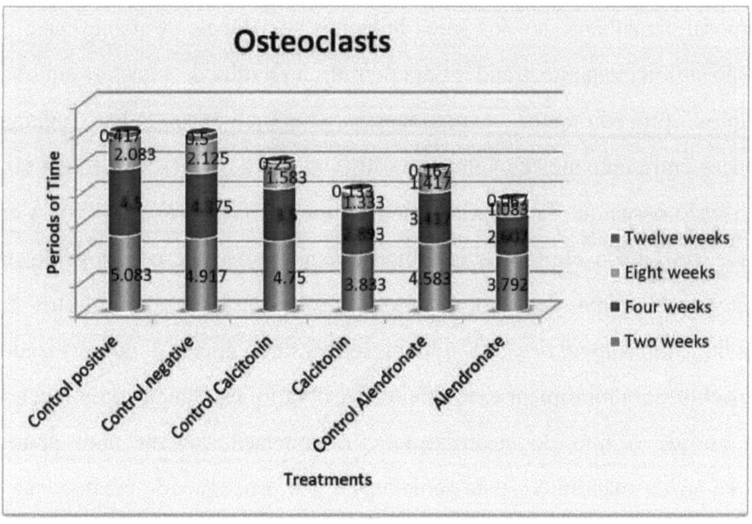

CAPÍTULO 5

Discussão

Uma das maiores preocupações e que afecta as terapias em todos os ramos da medicina dentária são as deficiências ósseas. A perda óssea na cavidade oral pode dever-se a patologias que ocorrem naturalmente ou ser induzida iatrogenicamente quando se tenta resolver patologias pré-existentes, tais como defeitos ósseos perirradiculares (Pecora *et al.,* 1997). As investigações experimentais centram-se na aceleração da regeneração e maturação do osso para encurtar o período total de tratamento, melhorar a qualidade do osso e minimizar o risco de não união dos bordos cortados do osso. Para atingir estes objectivos, têm sido utilizadas modalidades adjuvantes, como hormonas e bifosfonatos, para obter resultados satisfatórios (Al Ruhaimi, 2001).

As ovelhas foram utilizadas como modelos animais neste estudo porque têm um peso corporal semelhante ao dos seres humanos, são fáceis de manusear e de alojar e são suficientemente grandes para permitir a recolha de amostras em série e múltiplos procedimentos experimentais. Foram encontradas algumas semelhanças entre humanos e ovelhas na estrutura óssea e parecem ter uma taxa de cicatrização óssea que se aproxima da taxa humana (José *et al.,* 2008). Além disso, uma vez que o efeito dos esteróides sexuais, ou seja, o estrogénio, na reabsorção óssea e no desenvolvimento de osteoblastos e osteoclastos foi considerado (Suthasiny *et al.,* 2007), no presente estudo apenas foram utilizados ovinos machos para minimizar esses efeitos. A tíbia foi escolhida como local de trabalho porque o tipo de cicatrização e remodelação ocorre num padrão semelhante ao da mandíbula. Esta semelhança nos processos de cicatrização é dependente das forças funcionais que actuam nos ossos: tensão de tração muscular e compressão do peso corporal na tíbia e tensão de tração muscular e compressão mastigatória na mandíbula (Schmitz e Hollinaer, 1986).

O objetivo do presente estudo foi examinar a eficácia local da Calcitonina de Salmão e do Alendronato como modalidades adjuvantes para promover a atividade osteoblástica e a aceleração da formação óssea para reparar os defeitos ósseos no modelo de ovelha.

5.1 Parâmetros bioquímicos

Os marcadores bioquímicos ósseos permitem uma avaliação dinâmica da cicatrização óssea que pode facilitar a tomada de decisões precoces no tratamento de fracturas ósseas (Dias *et al.,* 2008). Os estudos anteriores centraram-se principalmente no efeito sistémico da calcitonina e do alendronato nos marcadores de formação e reabsorção óssea. Não encontrámos quaisquer artigos de investigação que apoiassem o efeito local destes agentes anti-reabsortivos no marcador de formação óssea (fosfatase alcalina específica do osso e osteocalcina) dentro dos limites deste estudo.

5.1.1 Fosfatase alcalina específica do osso no soro

Os resultados da atividade da fosfatase alcalina específica do osso do sangue de ovelha em todos os grupos foram registados até ao 7.°dia e, posteriormente, os valores aumentaram de forma não significativa até ao final do período de estudo. O valor tem uma tendência para aumentar em ambos os grupos testados (grupos tratados com Calcitonina de Salmão e Alendronato) quando comparados com o grupo de controlo às 24, 72 e 7 dias após a cirurgia. Embora o nível de (BALP) tenha aumentado no 7° dia de pós-operatório em todos os grupos, quando comparado com a linha de base, o aumento máximo foi observado no grupo tratado com Alendronato.

A fosfatase alcalina específica do osso é uma glicoproteína tetramérica e uma enzima ligada à membrana dos osteoblastos que desempenha um papel na mineralização da matriz óssea (Price, 1993). Na consolidação normal de fracturas, os osteoblastos segregam grandes quantidades de ALP, que está envolvida no processo de formação da matriz óssea e na sua mineralização. No início da osteogénese, os osteoblastos formam-se e segregam colagénio tipo I, que constitui cerca de 90% do osteoide. Depois disso, uma grande quantidade de fosfatase alcalina começa a ser produzida quando os osteoblastos se tornam activos, o que inicia a deposição de minerais pela enzima de divisão de fosfato que é libertada no osteoide (Yudaniayanti *et al.*, 2014). O veterinário deve estar ciente de que os valores normais dos níveis de fosfatase alcalina sérica devem ser estabelecidos para cada situação prática (Coles, 1986).

Um estudo realizado por Bowles *et al.*, 1996, referiu que a BALP estava aumentada na fratura da diáfise da tíbia com outros marcadores de formação óssea, que são mantidos durante meses após a lesão e se mantêm durante o período de estudo de 20 semanas. As aplicações clínicas dos marcadores de renovação óssea são a avaliação do risco de fratura e a monitorização da terapêutica com bifosfonatos na osteoporose pós-menopáusica, em que os marcadores de formação óssea têm menos probabilidades de aumentar gradualmente do que os marcadores de reabsorção óssea e, se estiverem elevados, será devido à resposta à terapêutica que inibe a reabsorção óssea (Frederick e David, 2008).

Estudos anteriores centraram-se principalmente no efeito da administração sistémica de alendronato na reabsorção óssea. Também foi proposto que os bisfosfonatos têm propriedades osteoestimuladoras tanto in vivo como in vitro, como demonstrado pelo aumento da formação da matriz (Goziotis *et al.*,1995). Um estudo realizado por Giuliani *et al.*, 1998, revelou que os bisfosfonatos podem induzir os osteoblastos a segregar inibidores da reabsorção mediada por osteoclastos, para além de poderem estimular a formação de precursores de osteoblastos e nódulos mineralizados, promovendo assim a osteoblastogénese precoce.

Outros investigadores estudaram o efeito da administração de bifosfonato numa dose diária baixa sobre a expressão de genes específicos da formação óssea após enxerto ósseo autógeno livre em ratos. Verificaram que a expressão do ARNm da fosfatase alcalina e da osteocalcina era consideravelmente mais elevada no grupo experimental (Myoung *et al.*, 2001).

Outros investigadores examinaram o efeito da administração sistémica de Alendronato após enxertos ósseos autógenos livres em ratos. Relataram que o

Alendronato causou um aumento significativo nos níveis séricos de osteocalcina e fosfatase alcalina óssea a nível bioquímico e no número de osteoblastos a nível histopatológico após 2 semanas de administração (Altundal e Gursoy, 2005).

Por outro lado, existem algumas evidências de que a Calcitonina estimula a formação de osso pelos osteoblastos, para além de inibir a reabsorção óssea. A ação da CT sobre os osteoblastos consiste em aumentar a sua proliferação e a sua atividade de fosfatase alcalina in vitro, o que é consequente com o aumento da síntese e deposição da matriz óssea colagénio (Ekeland *et al.,* 1981; Farley *et al.,* 1992).

Vários estudos clínicos mostraram uma diminuição da concentração de BALP no soro e não tiveram qualquer efeito no nível de osteocalcina quando a TC foi administrada sistematicamente a ratos numa dose mais elevada, ao passo que a dose baixa e o tratamento a curto prazo estão associados à ação anabólica da TC e ao aumento dos níveis de BALP (Farley *et al.,* 1992; Saranteas *et al.,* 2001).

Num modelo de fratura em ratos, foi investigada a influência da Calcitonina em várias fases da formação óssea na matriz óssea colagenosa desmineralizada. Verificou-se um aumento acentuado da fosfatase alcalina tecidular nos animais injectados com Calcitonina diariamente. Foi observado um aumento de 76% na atividade no dia 14, o que indica que a calcitonina pode estimular a formação óssea quando administrada durante a fase inicial da formação óssea (Weiss *et al.,* 1981).

Tanto quanto é do conhecimento dos autores, não foi realizado nenhum estudo experimental para investigar os efeitos do Alendronato de sódio local e da Calcitonina de salmão no marcador de formação óssea BALP num modelo de defeito ósseo criado cirurgicamente. Ao fazer estas avaliações, interpretámos as acções destes medicamentos no BALP sérico como um índice dos efeitos na formação óssea. Para explicar estas observações, a ALP é um marcador importante da diferenciação precoce de osteoblastos e do processo de mineralização óssea (Kido *et al.,* 2014). Neste estudo, o Alendronato e a

Calcitonina não afectaram o nível de BALP, mas houve uma tendência para aumentar em relação ao grupo de controlo, pelo que se propõe que a síntese de BALP reflicta diferentes aspectos da atividade osteoblástica (Saranteas *et al.*, 2001). Por conseguinte, o efeito destes agentes anti-reabsortivos nos seus níveis séricos pode indicar que o Alendronato e a Calcitonina podem atuar numa fase específica da maturação osteoblástica.

Curiosamente, nos períodos experimentais pós-cirurgia utilizados neste estudo, não foi observada diferença no BALP. Os resultados estatisticamente não significativos relativamente aos marcadores de formação óssea estão possivelmente relacionados com o set point experimental avaliado. Este corresponde à fase inicial da reparação óssea que começa com a formação de osteoblastos e, assim que os osteoblastos se tornam activos aproximadamente aos 14 dias, começam a produzir grandes quantidades de fosfatase alcalina que iniciam a deposição de minerais no osteoide (Yudaniayanti *et al.*, 2014). Por isso, estes resultados pouco claros ocorreram porque os tempos de investigação foram insuficientes para que os osteoblastos estivessem mais activos.

5.1.2Osteocalcina sérica

A osteocalcina é um dos indicadores importantes da diferenciação osteogénica e da formação de tecido ósseo (Novaes *et al,* 2010). A osteocalcina não é expressa durante a fase inicial da diferenciação osteoblástica, mas é um marcador proeminente de osteoblastos tardios e maduros. A expressão da osteocalcina é induzida in vitro no início da mineralização, claramente após a expressão de outros marcadores osteoblásticos, como a fosfatase alcalina e o colagénio de tipo I. Assim, a expressão de Osteocalcina é considerada uma caraterística específica da fase tardia da formação óssea (Bellows *et al.*, 1999). A osteocalcina é quimiotáctica para os osteoclastos e também regula a atividade dos osteoblastos (Al-Ghani *et al.*, 2011).

Em estudos clínicos, o alendronato demonstrou estimular a formação óssea nos enxertos de osso autógeno livre (Altundal e Gursoy, 2005). Foi sugerido que o

Alendronato pode ser considerado entre as opções terapêuticas disponíveis para melhorar o processo de formação óssea em diferentes casos de remodelação óssea (Moon *et al.,* 2011). Estes estudos apoiam os nossos resultados de que o alendronato e a calcitonina activam a CO, que actua como um indicador do aumento da atividade osteoblástica devido à inibição indireta do mecanismo de reabsorção.

O tratamento com alendronato tem resultados contraditórios, para além da formação óssea causada pela reabsorção óssea osteoclástica excessiva, seguida de um aumento secundário da atividade osteoblástica que leva a um aumento da renovação óssea (Adami *et al.* 1995). De acordo com o estudo efectuado por Altundal e Gursoy, 2005, como mencionado anteriormente, verificaram que o nível de Osteocalcina sérica era significativamente mais elevado no grupo tratado com Alendronato do que no grupo tratado com solução salina às 2 e 4 semanas. Para além do aumento do nível de BAL. Estes achados parecem ser paralelos aos resultados do presente estudo, o que pode revelar que o tratamento com bisfosfonatos pode oferecer benefícios não só com o efeito anti-reabsortivo, mas também com a formação óssea.

Os efeitos da Calcitonina no processo de formação óssea são menos bem compreendidos. Os relatórios de estudos anteriores mostraram tanto aumentos como diminuições nos índices de formação óssea. A confirmação de estudos anteriores observados in vivo reconheceu que o tratamento prolongado (diário) com Calcitonina pode diminuir a taxa de formação óssea (Hosking, 1981), o que normalmente se supõe ser um efeito indireto causado pela ação da Calcitonina na inibição da reabsorção óssea, de modo a que uma diminuição da reabsorção dependente da Calcitonina conduza a uma diminuição proporcional da formação óssea compensatória. Em contraste com estas observações, estudos anteriores in vitro mostraram que a calcitonina pode aumentar o crescimento do osso e da cartilagem

(Franchimont *et al.,* 1989), sugerindo uma estimulação direta; alguns dados in vivo são fiáveis com esta premissa que apoia o efeito anabólico do tratamento com Calcitonina na linha celular de osteoblastos (Farley *et al.*, 1992).

O nível de osteocalcina está correlacionado com a aplicação tópica de Calcitonina e Alendronato no defeito ósseo, o que revelou um ligeiro aumento do nível de pico de OC nos grupos experimentais tratados em relação ao grupo de controlo em relação aos períodos de exame, mas tal não atingiu significado estatístico. Enquanto todos os grupos mostraram um aumento dos níveis de OC no final do 7.ºdia em comparação com os seus valores de linha de base. O aumento dos níveis de OC deveu-se ao trauma da ferida cirúrgica e foi mais elevado nos grupos tratados devido ao efeito sinérgico dos fármacos e do trauma. Cada um dos fármacos Alendronato de sódio e Calcitonina utilizados na investigação, mesmo com uma dose pequena, é eficaz na aceleração da formação óssea e dá indícios do aumento da densidade mineral do osso regenerado com a aceleração da formação óssea, proporcionando uma oportunidade de diminuir o tempo de cicatrização óssea. Isto pode dever-se ao facto de a aplicação local de Alendronato e Calcitonina ter sido recebida diretamente na superfície óssea local, onde os osteoclastos estimulados pelo fármaco têm uma elevada afinidade para o mineral ósseo e a aplicação local é viável. Espera-se que uma dose baixa de Alendronato e Calcitonina administrada localmente atinja uma concentração local elevada que possa inibir a absorção óssea pelos osteoclastos de forma mais eficaz, e o OC sérico parece ser um marcador específico da formação óssea e pode prever o perfil histológico nos casos tratados.

Em conclusão, estes parâmetros indicam que a aplicação tópica de Alendronato e Calcitonina estimula a formação óssea ao promover a diferenciação e/ou ativação dos osteoblastos devido a uma tendência para aumentar os níveis dos dois marcadores ósseos (fosfatase alcalina e Osteocalcina).

5.2 A avaliação radiográfica

A determinação radiográfica da quantidade de formação de osso novo é importante para monitorizar a cicatrização, diagnosticar e planear alterações da massa óssea durante a doença ou o tratamento (Yang *et al.,* 2002). A radiografia é um método básico para avaliar a cicatrização de defeitos ósseos, tanto no uso clínico como em estudos com animais: as radiografias são capazes de visualizar a formação de calo (novo osso) após a mineralização (Reiche *et al.,* 1998), a radiografia digital foi tirada para examinar a localização do defeito ósseo e para avaliar a qualidade da nova formação óssea. Após o sacrifício dos animais, são normalmente obtidas imagens de raios X de alta resolução, que podem ser utilizadas para uma variedade de medições, como a densidade óssea ou as dimensões do osso. A formação de um calo (osso novo) é uma das caraterísticas utilizadas para monitorizar os parâmetros de cicatrização, mas o momento e o tamanho do seu aparecimento são variáveis (Frost, 1989).

Existem algumas diferenças na velocidade e no alcance de certas fases de cicatrização que dependem de vários factores. Por isso, na nossa investigação, tentámos reduzir ao máximo as diferenças em alguns factores, por exemplo, utilizando animais de igual idade, sexo, peso e maturidade esquelética.

De acordo com o nosso conhecimento, este é o único estudo que examinou o efeito do Alendronato de sódio e da Calcitonina de Salmão administrados localmente no modelo de ovelha. Devido à falta de dados experimentais, não podemos comparar os nossos resultados radiográficos de aumento da massa óssea resultante de ambos os agentes terapêuticos com outros estudos.

A observação visual das imagens de raios X ao longo de um período de 12 semanas permite identificar novo osso em todos os grupos, com superioridade em relação à Calcitonina de Salmão e ao Alendronato aplicados localmente para acelerar a formação de novo osso. Às 2 semanas, os defeitos eram claramente evidentes na maioria das radiografias e não houve diferença estatística entre todos os grupos no volume e na qualidade da formação de osso novo quando processados no programa ImageJ para medir a quantidade de osso novo. Nas imagens radiográficas, os defeitos apareciam esbatidos, indicando o início da reabsorção óssea necrótica. Esta fase da cicatrização representa o processo de granulação que começa sete dias após a criação do defeito ósseo ou ligeiramente antes e continua durante aproximadamente duas semanas (Hendrix, 2002).

Em condições normais, espera-se que a formação de novo osso seja mostrada radiograficamente, especialmente durante as primeiras quatro semanas de cicatrização do defeito. A maioria das autoridades sugere a realização de radiografias de acompanhamento para avaliar a evidência de cicatrização. Se não for detectada formação óssea após 4 semanas, deve ser levantada a suspeita de atraso na cicatrização (McKinley e Chambliss, 2000). O exame radiográfico identificou um bom processo de cicatrização em todos os grupos às 4 semanas. Com o tempo, os defeitos ósseos nesta fase tornam-se mais radiopacos e o calo (osso novo) mineraliza-se e começa a cobrir a lacuna criada. Esta ponte inicial do defeito ósseo começa após cerca de um mês (Toal e Mitchell, 2002), notou-se que a quantidade de formação óssea foi mais intensa e de maior amplitude correspondente aos grupos experimentais tratados. Este aumento foi evidente na superfície externa do defeito de tamanho original, o que representa um sobrecrescimento periosteal neste período de observação, de facto, isto explica a razão da diferença significativa entre os grupos tratados e o grupo de controlo.

No entanto, a radiografia digital parecia apresentar classes distintas de defeitos cicatrizados em ambos os grupos, entre as 8 e as 12 semanas de pós-operatório. Estes resultados estão correlacionados com a análise ImageJ das radiografias correspondentes, quando aplicada para medir a quantidade de formação óssea destinada a mostrar uma melhoria significativa da cicatrização óssea nos animais tratados com Calcitonina e Alendronato, respetivamente, em relação ao grupo de controlo. Os defeitos eram difíceis de observar e distinguir do osso vizinho no final do período de observação, sugerindo que os defeitos estavam completamente cicatrizados. Eventualmente, os defeitos tornaram-se obliterados e esta fase de cicatrização foi atribuída a três meses, até ao momento em que o calo estava quase concluído e começou a ser reabsorvido para restabelecer a continuidade do córtex e da cavidade medular (Toal e Mitchell, 2002). O tamanho do defeito teve tendência a aumentar externa e internamente em relação ao tamanho original do defeito. É de salientar que a densidade ocupou toda a área do defeito e é mais evidente em ambos os grupos tratados às 12 semanas, com superioridade para o grupo tratado com Alendronato, embora não haja diferença estatística. Isto pode indicar que a aplicação clínica de Calcitonina e Alendronato administrados localmente, tirando partido como ferramentas auxiliares do processo de cicatrização óssea, seria tão bem sucedida como a indução mais rápida da cicatrização.

Os resultados obtidos com a administração local de Calcitonina e Alendronato sugerem que, em ovinos machos, estes agentes anti-reabsortivos actuam mais eficazmente a partir da quarta semana, mantendo-se a sua ação no período intermédio de oito semanas e sendo mais densos no final do estudo. Entretanto, não nos deparámos com nenhum estudo que abordasse este tema, no que diz respeito ao exame radiográfico da aplicação local de Calcitonina no defeito ósseo da tíbia, o que torna difícil a sua comparação com outros estudos neste ponto de vista. No entanto, os achados do presente estudo estão de acordo com os relatos de Pereira *et al.,* 1997, que demonstraram uma menor área radiolúcida nos defeitos ósseos dos coelhos a meio dos períodos experimentais, apesar da administração sistémica de Calcitonina.

A observação do presente estudo está de acordo com os resultados de autores que demonstraram um aumento da formação de calos no final de seis semanas, a consolidação em coelhos tratados com Calcitonina sistémica e Alendronato e produziu uma melhor regeneração óssea no final de oito semanas em comparação com o grupo de controlo (Sen *et al.,* 2006). No entanto, os resultados contraditórios de outro estudo revelaram um efeito desfavorável da Calcitonina sistémica de salmão na cicatrização de defeitos ósseos mandibulares em ratos, tendo-se verificado um encerramento incompleto dos defeitos na radiografia em todos os momentos estudados (Almeida *et al.,* 2007).

Além disso, o grupo tratado com Alendronato encurtou o período de cicatrização e acelerou a formação óssea, uma vez que a maturação do osso foi concluída mais cedo do que no grupo de controlo. Isto foi confirmado pelas radiografias pós-operatórias, que mostraram que o grupo tratado localmente com Alendronato tinha um aspeto radiopaco homogéneo, ao passo que o grupo de controlo mostrou menos radiopacidade do que o experimental. Isto revelou que o osso recém-formado no defeito ósseo amadureceu no grupo experimental mais cedo do que no grupo de controlo. Estes efeitos positivos da administração local de Alendronato podem estar relacionados com a elevada afinidade deste fármaco com a hidroxiapatite e com o aumento da atividade osteoblástica, o que indica mais osso regenerado (Baiomy *et al.,* 2014). Isto está em total concordância com o resultado radiológico do estudo de Tekin et al., que, apesar de utilizarem a injeção sistémica de Alendronato durante a fase de distração, mostraram uma fase mais avançada de formação óssea no espaço de distração em mandíbulas de coelho (Tekin *et al.,* 2008). Além disso, os nossos resultados são comparáveis aos do estudo de Jee *et al.,* 2010, que verificaram que o alendronato diário aumenta o osso recém-formado adjacente aos alvéolos de extração até 6 semanas em ratos ovariectomizados. Em contraste, isto estava em oposição ao estudo de Smith et al., que relatou resultados fracos no processo de reparação óssea utilizando ácido zoledrónico sistémico no espaço de distração de mandíbulas de coelho (Smith *et al.,* 2004). Entretanto, foi observada uma controvérsia relativamente à aplicação local de outro tipo de BPs (pamidronato) com diferentes transportadores em defeitos ósseos traumáticos da calvária de coelhos, num estudo realizado por Choi et al. que observou uma menor radiopacidade e menor formação óssea na análise radiográfica do grupo experimental em comparação com o grupo de controlo (Choi *et al.,* 2007).

A principal vantagem da administração tópica é a possibilidade de administrar uma dose mais elevada na região de interesse, mantendo uma melhor localização nas cavidades ósseas. Os dados do presente estudo implicaram que a Calcitonina e o Alendronato foram eficientemente absorvidos no osso no local de aplicação. O efeito dos fármacos também foi detectado no local de controlo de ambos os animais tratados com Calcitonina e Alendronato ( ), indicando a absorção dos agentes terapêuticos dispostos no local da cirurgia, o que resultou muito provavelmente da infiltração dos fármacos perto da região da medula óssea do orifício tratado para o orifício de controlo vizinho após a ferida cirúrgica (Yaffe *et al.*, 1999).

5.3 Avaliação da densidade óssea

Os dois fármacos utilizados no presente estudo, em teste, mostraram um aumento acentuado da densidade óssea em relação ao grupo de controlo, com supremacia do ALO no último intervalo de tempo, o que foi atribuído ao efeito acelerador da formação óssea dos dois fármacos e ao aumento da maturação do osso, resultando num aumento da densidade óssea nos grupos de teste.

A diferença estatisticamente significativa entre os grupos experimental e de controlo do presente estudo, utilizando a análise densitométrica por TAC, indica uma maior maturação do osso regenerado nos grupos de teste, como confirmado pelo aumento da densidade óssea em todos os pontos temporais definidos. Além disso, foi comprovada uma diferença estatisticamente significativa na densidade do calo ósseo na medição da densimetria por TAC entre o Alendronato e a Calcitonina no último período de observação (12 semanas), para um osso mais acelerado e maduro no grupo do Alendronato do que no grupo da Calcitonina.

A fim de avaliar a fiabilidade dos dados da TC para a avaliação clínica da capacidade de formação óssea e da densidade de defeitos ósseos tratados localmente, foram utilizados os números da tomografia computorizada (TC), também designados por unidades Hounsfield. Apesar de a TC ser conhecida como o padrão de ouro na avaliação clínica da cicatrização óssea na área craniomaxilofacial, os investigadores não obtiveram dados precisos sobre o curso do osso recém-formado porque não se trata de um método quantitativo (Kücük *et al.*, 2011). A observação e a avaliação da densidade do calo ósseo foram facilitadas pelo facto de os orifícios dos defeitos ósseos serem instantaneamente distinguíveis nas imagens obtidas por TAC, mais óbvias do que com a utilização de DEXA.

Os dois fármacos, ou seja, o Alendronato de sódio e a Calcitonina utilizados neste estudo, são amplamente utilizados na clínica há muitos anos e a sua aplicação é feita através da administração sistémica em vários animais experimentais, que são semelhantes aos seres humanos em termos de administração de fármacos. Até à data, ainda não foram documentados estudos sobre a aplicação local do Alendronato e da Calcitonina na promoção da cicatrização de defeitos ósseos na tíbia de ovelhas.

O mecanismo pelo qual o ALO ou o sCT aumentam a formação óssea não foi investigado nesta investigação. Espera-se que a explicação de como o ALO local pode aumentar a formação óssea correlacionada com o aumento da densidade óssea impeça a remodelação mediada por osteoclastos do osso recém-formado no local do defeito cortical, o que poderia, em parte, explicar o aumento da quantidade de tecido mineralizado (Cottrell *et al.,* 2010). No que diz respeito ao sCT, este liga-se aos receptores dos osteoclastos e diminui a atividade osteoclástica por inibição direta através de bombas de protões, proporcionando um preenchimento fácil das cavidades ao diminuir as superfícies de reabsorção e aumentando a massa óssea (Ozoran *et al.,* 2007).

luz dos dados do presente estudo, o aumento da densidade óssea nos grupos experimentais apoia a eficácia da administração local de ALO ou sCT. Tal pode dever-se ao efeito direto do fármaco ALO na superfície óssea, uma vez que estes fármacos têm uma elevada afinidade para a hidroxiapatite. Isto provocou uma maior acumulação na superfície mineral do osso, onde foi absorvido pelas células osteoclásticas (Marx *et al.,* 2005). Para o sCT, a aplicação local pode manter uma melhor localização nas cavidades ósseas e estabilizar a atividade precoce através da absorção de sangue no meio relacionado (Dogan *et al.,* 2001).

Os resultados deste estudo são apoiados pelos resultados de estudos anteriores realizados por Baiomy *et al.,* que demonstraram uma maior maturação do osso regenerado confirmada pelo aumento da densidade mineral óssea na osteogénese de distração da mandíbula em cães que utilizaram uma injeção local de ALO solução de alendronato e ácido zoledrónico em distração (Baiomy *et al.,* 2014). Além disso, está de acordo com o estudo de Omi *et al.*, que demonstrou que a injeção local de baixas doses de alendronato aumentou a média da densidade óssea sem efeitos adversos no crescimento ósseo num modelo de osteogénese de distração em coelhos (Omi *et al.,* 2007). Os resultados deste estudo são quase paralelos aos resultados de Tekin *et al.,* 2008, que encontraram um aumento de ALO nos valores densitométricos do osso recém-formado em coelhos, apesar da administração sistémica de alendronato. Em contraste, isto está em oposição ao estudo de Saghieh *et al.,* que não encontrou diferença significativa entre os valores densitométricos do grupo de administração sistémica de ácido zoledrónico e o grupo salino no osso distraído em coelho (Saghieh *et al.,* 2010). Apesar dos resultados promissores da aplicação local de Alendronato na osteogénese de distração, Kücük *et al.* relataram que o ALO sistémico é mais eficaz do que o ALO local para acelerar a formação óssea, mesmo sem diferença significativa nos valores densitométricos entre os dois grupos (Kücük *et al.,* 2011).

No que diz respeito ao efeito da calcitonina na densidade óssea, um estudo realizado por Kokoroghiannis *et al.* 2003, na osteogénese de distração da tíbia de coelho, demonstrou um aumento da densidade óssea ao longo do tempo, não tendo sido encontrada qualquer diferença significativa entre os grupos sCT e controlo, apesar da administração sistémica de calcitonina. Os resultados do presente estudo concordam com a pesquisa relatada por Nascimento et al. que discutiu o efeito positivo do sCT sistémico na densidade óssea, que foi maior do que o grupo de controlo no defeito ósseo da tíbia de coelhos (Nascimento *et al.,* 2010). Em controvérsia com este estudo, Giavaresi *et al.* 2001, relataram que a administração sistémica de TCS não aumentou suficientemente a densidade mineral óssea no osso de ratos ovariectomizados.

5.4 Os achados histopatológicos

Este estudo é o primeiro a apresentar uma grande quantidade de dados que indicam a comparação de agentes terapêuticos anti-reabsortivos aplicados localmente num modelo de defeito ósseo cortical em ovinos como uma abordagem para melhorar a formação óssea. Na conceção da aplicação terapêutica destes fármacos como modalidades adjuvantes para acelerar a formação óssea, a avaliação das respostas celulares/tecidulares desempenha um papel fundamental. A eficácia do tratamento cirúrgico efectuado com o uso de Alendronato e Calcitonina pode ser estimada de diferentes formas: clínica, radiológica, densitometria, bioquímica, morfológica e histopatológica. Nesta parte do estudo, concentrámo-nos no exame histopatológico.

Um período de 12 semanas parece ser um tempo razoável para seguir a maturação do osso regenerado; contudo, em vários estudos, os animais foram mortos em períodos inferiores a 8 semanas, mas isto depende do tipo de modelo animal, do tipo de osso selecionado e do tempo do processo de remodelação do osso.

Os resultados histológicos deste estudo sugerem um aumento do osso regenerado em ambos os grupos experimentais na fase intermédia do processo de cicatrização. Houve sinais de uma maior formação óssea nos dois grupos experimentais na fase inicial da cicatrização óssea, embora não se tenha registado uma diferença estatística entre todos os grupos no período de 2 semanas. No final do período de estudo (12 semanas), o defeito ósseo é preenchido maioritariamente por osso maduro nos grupos experimentais do que no grupo de controlo, apesar de não terem sido observadas diferenças substanciais no padrão de cicatrização entre os diferentes grupos.

O defeito ósseo circunferencial cortical da tíbia é um modelo experimental comummente utilizado para a investigação da fisiologia da cicatrização óssea. Pode servir de modelo adequado para estudar o efeito de diferentes substâncias no decurso da regeneração óssea em pequenos animais. Isto pode ser conseguido devido à manutenção do coágulo sanguíneo no interior do defeito ósseo e torna-se um parâmetro fiável para a comparação entre grupos experimentais e de controlo (Canavero *et al.*, 2000; Kido *et al.*, 2014). Neste estudo foi escolhido um modelo animal de grande porte com ovelhas, porque as ovelhas têm um metabolismo ósseo semelhante ao dos humanos, os resultados podem ser aceites como indicativos para posterior aplicação em humanos (Plecko *et al.,* 2012). O processo de regeneração da lesão óssea traumática ocorre em diferentes fases, incluindo o desenvolvimento de tecido de granulação associado à diferenciação de células osteoprogenitoras e osteoblastos, que são responsáveis pela deposição de matriz óssea primária (Cacchioli *et al.,* 2006).

A administração sistemática de BPs e sCT foi eficaz na promoção da formação óssea na consolidação de fracturas. No entanto, mostrou ser muito mais significativa, com várias complicações, tais como distúrbios gastrointestinais, rubor, anorexia e osteonecrose da mandíbula nos BPs. Os sinais clínicos destas complicações podem demorar vários anos a aparecer (Yaffe *et al.,* 1999). Por conseguinte, o presente estudo foi concebido para investigar os efeitos da administração local de Alendronato em comparação com a Calcitonina na formação óssea em defeitos ósseos que poderiam ser úteis na eliminação da maioria das complicações decorrentes da administração sistémica e na aceleração da formação óssea. Os dados deste estudo, relacionados com a inflamação, mostraram que a utilização de ambos os fármacos localmente não causou qualquer reação indesejável. Não foram observadas reações de corpo estranho que indicassem toxicidade. Também pode ser devido ao facto de o período de acompanhamento de 14 dias ser um período adequado para a resolução da inflamação do local da cirurgia, além de permitir a indução, diferenciação de fibroblastos e formação de colagénio e subsequente indução de osteoblastos durante as fases iniciais da nova formação óssea. Isto foi quase paralelo aos resultados de Aronson. Entretanto, observou-se uma controvérsia relativamente à inflamação no estudo de Baiomy et al., que acreditavam que eram necessários 7 dias para a resolução da inflamação na osteogénese de distração (Aronson, 1994; Baiomy *et al.,* 2014).

No presente trabalho, em relação à morfologia, observou-se que o processo de reparação dos defeitos ósseos apresentou caraterísticas semelhantes para os grupos controle e experimental. O reparo envolveu a formação de tecido de granulação seguido de diferenciação osteoblástica e formação de osso trabecular. Embora a análise histométrica tenha revelado um aumento do osso regenerado nos dois grupos experimentais em relação ao grupo de controlo. Este aumento não atinge diferenças estatísticas no período de intervalo de 2 semanas. Talvez o insulto cirúrgico tenha produzido uma resposta regenerativa óssea melhorada nas ovelhas. Esta resposta incluiu provavelmente a ativação de osteoblastos para formar osso novo. A possibilidade de a Calcitonina contribuir para a observação de uma maior atividade proliferativa, que resultaria numa maior quantidade de tecido ósseo recém-formado, foi atribuída à atividade biológica, ou seja, à inibição dos osteoclastos. Através deste mecanismo da Calcitonina, aumenta a taxa de mineralização óssea. No que diz respeito ao Alendronato, o aumento da quantidade de formação óssea pode estar relacionado com a forma de administração e a dosagem pode desempenhar um papel importante nos processos de cicatrização óssea através de uma ação bifásica, estimulando a proliferação celular e a formação de tecido osteoide. Isto pode explicar o tratamento do osso localmente com Alendronato, que pode proteger contra a reabsorção, sem afetar todo o esqueleto, pelo que pode causar um aumento da formação óssea numa fase inicial. Os resultados histológicos desta investigação foram apoiados pelo aumento da radiopacidade e dos valores densitométricos no grupo tratado com Alendronato e Calcitonina durante todo o período de referência.

No entanto, os presentes resultados estão de acordo com os estudos efectuados por Canavero *et al.*, 2000 e Dogan *et al., 2000,* em defeitos ósseos criados cirurgicamente em ratos, que concluíram que a cicatrização óssea da cavidade experimental foi melhorada pela aplicação de TCS nas fases iniciais. Entretanto, em controvérsia com o nosso estudo, Almeida *et al.* mostraram evidências de um efeito desfavorável da administração sistémica de TCS no defeito mandibular de ratos machos (Almeida *et al.,* 2007). Além disso, no que diz respeito aos dados histológicos da administração local de ALO no presente estudo, estes estão de acordo com Baiomy *et al.*, 2014, que demonstraram uma melhoria da formação óssea ao longo de todo o período de acompanhamento com a injeção local de ALO e ácido zoledrónico no intervalo de distração, uma vez que a maturação do osso foi concluída mais cedo do que no grupo de controlo. Por outro lado, Toker et al. não apresentaram evidências de aumento da formação óssea quando o ALO foi administrado sistematicamente ou localmente em enxerto ósseo sintético em defeito traumático da calvária em ratos (Toker *et al.*, 2012 b).

No entanto, em termos de ALO sódico e sCT, na cicatrização de fracturas ósseas, cujo efeito é mais forte ainda permanece desconhecido. Devido à falta de dados experimentais, não podemos tomar uma decisão arbitrária. Os resultados microscópicos dos dois medicamentos mostraram uma maior formação óssea às 4 e 8 semanas de pós-operatório em relação ao grupo de controlo. A formação de novo osso no grupo ALO teve melhor desempenho no sistema de pontuação, apesar da falta de uma diferença estatisticamente significativa. Este facto pode ser atribuído aos diferentes mecanismos farmacológicos e à diferente extensão da inibição dos osteoclastos. Embora os dois medicamentos pertençam à classe dos medicamentos anti-reabsortivos, vários estudos sugerem que o ALO tem a função de promover o processo de formação óssea mais do que o sCT, e o papel de inibir os osteoclastos do ALO é muito mais forte do que o do sCT (Licata, 1997; Chen *et al.*, 2011).

Nos animais tratados com ALO e sCT, com 4 semanas de acompanhamento, apresentaram maior concentração de osteoblastos e formação de tecido osteoide maduro com trabéculas ósseas recém-formadas, as trabéculas ósseas eram mais espessas e organizadas do que nos animais não tratados, que apresentaram um tecido conjuntivo bem vascularizado, rico em fibroblastos e fibras colágenas e menor concentração de osteoblastos. A melhoria dos processos de cicatrização foi muito maior em ambos os grupos de teste que mostraram uma formação óssea extensa e mais atividade osteoblástica do que o grupo de controlo no período de acompanhamento de oito semanas.

Estudos que avaliaram o uso da Calcitonina no reparo de defeitos ósseos têm mostrado resultados controversos. Nossos achados são semelhantes aos de Sassioto *et al.*, que demonstraram ação mais evidente da Calcitonina sistêmica nos estágios iniciais da osteogênese reparadora, estimulando a formação de novo osso. Assim como, os presentes resultados são consistentes com os relatados por outros autores que encontraram nova formação óssea mais evidente e marcadamente espessada na vizinhança imediata da aplicação local de Calcitonina onde a diferença foi claramente evidente entre um e dois meses de pós-operatório (Mantzavinos e Listgarten, 1970; Canavero *et al.*, 2000; Sassioto *et al.*, 2004).

Contrariando os nossos resultados, a Calcitonina não teve efeito positivo na cicatrização óssea nos períodos intermédios, o que demonstrou que a eficácia sistémica da hormona pode estar reduzida a meio do seu período experimental na fratura do fémur (Pereira *et al.*, 1997). Além disso, Moreira e Vasconcelos referiram que houve um efeito negativo da administração sistémica de Calcitonina em defeitos ósseos da calvária de rato na formação óssea à 5ª semana, enquanto a formação de novo osso foi mais pronunciada à 7ª semana (Moreira e Vasconcelos, 2011). No entanto, tendo por base os estudos anteriormente referidos, podemos assumir que a sCT exerce, por um período limitado, um efeito anabólico direto representado pelo aumento da atividade osteoblástica e aumento da mineralização do tecido osteoide ou indireto sobre o tecido ósseo, uma vez que já está comprovada a sua ação sobre os osteoclastos através da redução do seu número (Arisawa *et al.*, 2000; Canavero *et al.*, 2000).

Entretanto, o tratamento local do osso com BPs pode ser incorporado no osso e, subsequentemente, o local do defeito pode produzir ativamente novo osso. É provável que a libertação de ALO do seu transportador conduza a uma concentração localmente elevada de fármaco que permanece no local alvo com pouca ou nenhuma absorção sistémica, podendo ser alcançada uma concentração cerca de 100 vezes mais elevada do que através da via sistémica (Frinkleman,

1998; Cottrell *et al.,* 2010). Os dados deste estudo estão correlacionados com os resultados de muitas pesquisas que mostraram que o ALO tópico estimula a formação óssea e melhora o processo de cicatrização óssea em defeitos ósseos periodontais (Veena e Prasad, 2010) e em lacunas distraídas (Baiomy *et al.,* 2014). Por outro lado, Altundal *et al.* relataram que o ALO poderia estimular a formação óssea em defeitos ósseos após enxerto ósseo, apesar da administração sistémica (Altundal *et al.,* 2005, 2007). Além disso, este estudo foi contrário a outro estudo que não encontrou nenhum efeito benéfico da aplicação local de ALO para aumentar a formação óssea em defeitos traumáticos da calvária em modelo de rato (Toker *et al.,* 2012 b).

No prazo de 12 semanas, a semelhança histológica entre todos os grupos era evidente em toda a cavidade cirúrgica preenchida por um osso trabecular espesso, tendo-se desenvolvido um osso lamelar bem organizado com o encerramento completo do defeito ósseo. Não houve diferença significativa na atividade osteogénica entre os grupos de controlo e tratados. A exceção foi a presença de sistemas Haversianos mais maduros nos grupos tratados. Por conseguinte, registou-se um aumento do valor da densidade óssea com superioridade em relação ao grupo tratado com ALO. Tanto o ALO como o sCT denotam um efeito positivo nas fases finais (fase de maturação) da cicatrização óssea. O presente estudo experimental é consistente com estudos que relatam o efeito positivo da aplicação local de ALO e sCT na indução da atividade osteoblástica para promover a osteogénese em diferentes situações (Mantzavinos e Listgarten, 1970; Foster e Kronman, 1974; Srisubut *et al.,* 2007; Kückü *et al.,* 2011; Toker *et al.,*2012 a ; Baiomy *et al.,* 2014). Independentemente dos resultados promissores da administração local de ALO e sCT na consolidação de fracturas e na qualidade do osso em formação, os efeitos negativos destes dois fármacos na consolidação de fracturas podem atrasar a remodelação do calo ósseo, mesmo que sejam tomados sistematicamente. Alguns estudos in vivo registaram um atraso na cicatrização de defeitos ósseos dentários (Almeida *et al.,* 2007, Khojasteh *et al.,* 2013; Kim *et al.,* 2013).

O desenho emparelhado deste estudo é para um defeito controlado para diferenças biológicas entre ovelhas. Com este método de administração local de fármacos, existia o risco de distribuição sistémica dos agentes que poderiam influenciar o osso no defeito de controlo (vazio) de cada grupo de teste. No entanto, foi criado um grupo de controlo separado (animais sem defeito e sem tratamento) para que pudéssemos analisar os efeitos locais e os efeitos sistémicos de cada fármaco no local do defeito ósseo. No entanto, não encontrámos diferenças estatísticas entre os defeitos ósseos tratados e o seu defeito de controlo (vazio) em relação a cada grupo de teste. A explicação pode estar relacionada com a disseminação dos fármacos através da corrente sanguínea do local para o defeito em branco adjacente, o que pode resultar num efeito sistémico e local do fármaco (Yaffe *et al.*, 1999; Cottrell *et al.*, 2010). No entanto, o grau do sistema de pontuação histológica não representou diferenças estatísticas entre a cavidade em branco de cada grupo tratado em comparação com o defeito vazio em branco do grupo de controlo no estado de formação de novo osso. Isto pode estar relacionado com a natureza subjectiva da avaliação realizada por cada examinador; assim, um programa histomorfométrico de software mostrou um melhor método de deteção relativamente à avaliação da nova formação óssea.

Os resultados histopatológicos dos grupos tratados com ALO no presente estudo experimental mostraram a supremacia do ALO sobre o TCS, apesar da falta de diferença estatisticamente significativa. É possível que a concentração de ALO colocada no defeito não tenha sido grande o suficiente para causar um efeito positivo óbvio sobre o TCS.

5.5 Avaliação histomorfométrica

Os resultados histomorfométricos estavam de acordo com os achados histológicos mencionados anteriormente. Os grupos ALO e sCT demonstraram uma melhoria na fase intermédia da osteogénese reparadora, estimulando a formação de novo osso. Na fase inicial e final do processo de regeneração óssea (2 e 12 semanas), a diferença não foi significativa entre os agentes terapêuticos e o grupo de controlo, embora tenha havido superioridade dos materiais testados.

No que diz respeito à estimativa de osteoblastos e osteoclastos celulares, o presente estudo revelou diferenças significativas nos grupos tratados com ALO e sCT em comparação com o grupo de controlo. A análise histométrica mostrou um maior número de osteoblastos ao longo dos períodos de tempo definidos do estudo em ambos os grupos de teste e uma diminuição do número de osteoclastos às 2, 4 e 8 semanas, em comparação com o grupo de controlo. No entanto, não houve diferença estatística nos osteoclastos no último período de observação entre todos os grupos. Isto significa que a aplicação local de ALO e sCT pode atuar como um estimulador da formação óssea e ter potencialmente uma influência benéfica no processo de formação óssea.

Embora o ALO tenha uma elevada afinidade pelo mineral ósseo, a aplicação tópica do fármaco é viável. Espera-se que aumente a formação óssea através da obtenção de uma concentração local elevada no local da cirurgia, que inibe a absorção óssea pelos osteoclastos de forma mais eficaz do que a obtida pela administração sistémica, com a vantagem de não haver efeitos adversos da administração sistémica (Yaffe *et al.,* 1999).

Estudos anteriores centraram-se principalmente no efeito sistémico do Alendronato na reabsorção óssea. Os resultados histopatológicos de alguns estudos concordam com as nossas conclusões no que respeita à contagem do número de osteoblastos e osteoclastos. D'Aoust *et al.* mostraram que o tratamento com bifosfonato aumentou os osteoblastos, que podem ter um efeito anabólico em feridas calvárias in vivo. Altundal e Gursoy relataram um elevado número de osteoblastos no grupo tratado com ALO na junção entre o enxerto ósseo autógeno livre e o osso hospedeiro em ratos, o que indica que o ALO pode atuar como um estimulador da formação óssea (D'Aoust *et al.,* 2000; Altundal e Gursoy, 2005). O presente estudo é paralelo aos resultados de Altundal *et al.,* que demonstraram uma redução significativa do número de osteoclastos com inibição da atividade dos osteoclastos no grupo tratado com ALO, diretamente relacionada com uma menor reabsorção do osso enxertado, apesar da sua administração sistémica (Altundal *et al.*, 2007).

Resultados contraditórios com os nossos revelaram que a administração local de ALO combinada com enxerto de vidro bioativo mostrou uma melhoria da formação óssea, embora não tenha havido uma diferença significativa no número de osteoclastos entre os grupos de controlo e experimental quando comparados. Actua através da inibição da função dos osteoclastos (Srisubut *et al.*, 2007).

Por outro lado, a calcitonina actua sobre os receptores específicos dos osteoclastos. Quando a calcitonina se liga a estes receptores, exerce um efeito inibitório sobre o seu número e atividade. Foi referido que a calcitonina inibe a absorção do osso principalmente através da inibição dos osteoclastos. Apesar da evidência da ação antiosteoclástica da calcitonina, o papel anabólico desta hormona é controverso. Os efeitos estimulantes da calcitonina na osteogénese estão relacionados com a presença de um grande número de receptores específicos para a calcitonina nas células precursoras dos osteoblastos, em comparação com os osteoblastos diferenciados (Galante *et al.*, 1972).

Neste estudo, a utilização de uma esponja de gelatina portadora de TCS não mostrou qualquer interferência na cicatrização de feridas, atrasou a libertação da hormona e não interferiu com a sua ação, pelo que os tecidos locais puderam ser expostos à sua ação durante um período mais prolongado. A dose de sCT utilizada neste estudo foi de 10 UI/kg e foi escolhida arbitrariamente para ser eficaz na sua dose-resposta, porque até agora ainda não foi estabelecida a dose mínima que produzirá um crescimento ósseo ótimo quando administrada localmente. Em vez disso, o tamanho do defeito ósseo, o local, o tipo de osso e os modelos animais são factores importantes no processo de cicatrização.

A falta de dados de estudos anteriores sobre o efeito local do TCS nos osteoblastos e osteoclastos como um fator importante na avaliação do progresso do processo de cicatrização in vivo faz com que o nosso estudo seja o único que examinou o efeito local do TCS no modelo de tíbia de ovelha e a sua eficácia no processo de cicatrização de fracturas. Devido à falta de dados experimentais, não podemos comparar os nossos resultados com os de outros estudos. Na literatura revista, foram encontrados poucos estudos para avaliar o papel da TC sistémica na função celular na formação óssea. Uma descoberta interessante resultou de um estudo in vitro dos efeitos da TC sistémica na calvária de ratos recém-nascidos, que detectou um aumento no número de osteoblastos que poderia resultar num aumento da formação óssea (Farley *et al.*, 1988). Monier *et al.*, 1996, relataram que a TC é eficaz na prevenção da perda óssea através da sua ação na diminuição da atividade dos osteoclastos sem alterações no seu número, para além de terem observado um comprometimento da função osteoblástica em cães ovariectomizados.

O conceito real da ação da Calcitonina e do Alendronato de sódio na reparação de defeitos ósseos é ainda limitado, e a comparação com dados da literatura dificultada por diferenças na metodologia, modelo experimental utilizado, dose, via e tempo de administração dos fármacos, exigindo estudos futuros para melhor compreender o seu efeito nas células constituintes do tecido ósseo.

Observou-se que os resultados radiológicos e densitométricos, bem como a avaliação bioquímica, confirmam os resultados histopatológicos e histomorfométricos do nosso estudo, segundo os quais a administração local de ALO sódico e sCT pode ser considerada uma das opções terapêuticas promissoras disponíveis para melhorar o processo de formação óssea no tratamento de defeitos ósseos dentários.

CAPÍTULO 6

Conclusões e sugestões

6.1 Conclusões

Com base nos resultados do presente estudo, pode concluir-se o seguinte

- Foi encontrada uma boa correlação entre as alterações nos níveis dos marcadores de formação óssea (fosfatase alcalina específica do osso e osteocalcina) e a melhoria do processo de cicatrização durante os tratamentos com administração local de Alendronato de sódio e Calcitonina de salmão.
- A utilização de Calcitonina e Alendronato produz um efeito positivo na quantidade de formação óssea nas fases iniciais e intermédias dos processos de regeneração óssea verificados por avaliação radiográfica.
- A administração local dos fármacos Alendronato e Calcitonina mostrou um aumento da densidade óssea do osso regenerado ao longo do set point vezes mais do que o grupo de controlo.
- As caraterísticas histopatológicas provaram que a aplicação local de Calcitonina de Salmão e Alendronato foram eficazes na aceleração do processo de cicatrização durante a fase intermédia e a fase de maturação da formação de novo osso.
- O alendronato é mais eficaz do que a calcitonina na promoção e aceleração do processo de cicatrização.
- Não há efeitos adversos da Calcitonina e do Alendronato aplicados localmente e parecem ser biocompatíveis no tecido ósseo.
- A segurança do material testado e as suas propriedades osteogénicas permitem encurtar o tempo de tratamento e podem ser úteis para aumentar o sucesso dos resultados após procedimentos cirúrgicos que envolvam defeitos ósseos.
- A aplicação tópica de Calcitonina e Alendronato pode ser considerada uma das opções terapêuticas disponíveis para melhorar o processo de formação óssea em

animais saudáveis.

6.2 Sugestões

O presente estudo sugere a realização de mais estudos centrados em:

- Avaliação do método de entrega alternativo para transportar Bisfosfonato e Calcitonina na aplicação clínica para melhorar a sua eficácia na regeneração óssea.

- Avaliar o efeito de ambos os agentes terapêuticos em mais estudos clínicos, mesmo para abordagens cirúrgicas em medicina dentária onde são necessários materiais de enxerto ósseo e/ou implantes dentários gratuitos.

- Avaliar o efeito da aplicação local de Alendronato e Calcitonina em diferentes dosagens, maior defeito, e efeitos dependentes do tempo na formação óssea.

- Avaliar a potencial ação terapêutica do Alendronato aplicado localmente no maxilar após pequenos procedimentos cirúrgicos para ultrapassar o problema da osteonecrose do maxilar associado à administração sistémica de bisfosfonatos em modelos animais saudáveis ou osteoporóticos.

- Elucidar o efeito da administração local de Alendronato e Calcitonina na formação óssea em seres humanos, o que poderá alcançar uma nova dimensão para a cirurgia oral e maxilofacial num futuro próximo.

- São necessários mais estudos para definir melhor a ação do Alendronato aplicado localmente e de outros tipos de bifosfonatos e compará-los para explorar qual deles parece favorecer a formação óssea no tratamento de defeitos ósseos.

REFERÊNCIAS

- Aarden, E.M., Wassenaar, A.M., Alblas, M.J. e Nijweide, P.J. (1996). *Immunocytochemical demonstration of extracellular matrix proteins in isolated osteocytes.* **Histochem Cell Biol**. 106:495-501.

- Abbaspour, A., Takahashi, M., Sairyo, K., Takata, S., Yukata, K., e Inui, A. (2009). *Optimal increase in bone mass by continuous local infusion of alendronate during distraction osteogenesis in rabbits.* **Bone**.44:917-23.

- Adami, S., Passeri, M., Ortolani, S., Broggini, M., Carrateli, L., e Gandolini, G. (1995). *Effects of Oral Alendronate and Intranasal Salmon Calcitonin on Bone Mass and Biochemical Markers of Bone Turnover in Postmenopausal Women with Osteoporosis.* **Bone**. 17(4): 383-390.

- Aksoy, U., Eratalay, K., e Tozüm, T.F. (2009). *A possível associação entre valores de densidade óssea, medições de frequência de ressonância, sentido tátil e avaliações histomorfométricas de locais de osteotomia de implantes dentários: um estudo preliminar.* **Implant Dent.** 18 (4): 316-25.

- Al Ruhaimi, K. A. (2001). *Efeito do sulfato de cálcio na taxa de osteogénese em osso distraído.* **Int J Oral Maxillofac Surg**.30:228- 33.

- Al-Ghani, B.A., Al-Hijazi, A.Y., e AL-Zubaydi, T.L. (2011). *Investigação imunohistoquímica in vivo da deposição óssea na superfície do implante de Ti revestido com colagénio.* **Faculdade de Medicina Dentária de J Bagh**. 23:47-52.

- Almeida, J. A., Arisawa, E. A., da Rocha, R. F., e Carvalho, Y. R. (2007). *Efeito da calcitonina na regeneração óssea em ratos machos: uma análise histomorfométrica.* **Int. J. Oral Maxillofac. Surg**. 5:435-440.

- Altundal, H., Sayrak, H., Yurtsever, E., e Goker, K. (2007). *Efeito inibitório do alendronato na reabsorção óssea de enxertos ósseos autógenos livres em ratos.* **J Oral Maxillofac Surg**. 65:508-516.

- Altundal, H., e Gursoy, B. (2005). *A influência do alendronato na formação de osso após enxerto ósseo autógeno livre em ratos*. **Oral Surg Oral Med Oral Pathol Oral Radiol Endod**. 99:285-91.

- Arisawa, E.A., Rocha, R., Carvalho, Y., Moraes, E., e Almeida J. (2000). *Influência da calcitonina no reparo ósseo da tíbia de ratas ovariectomizadas.* **Pós-Grad See Fac Odontol São José dos Campos.** 3: 54-9.

- Armstrong, J.A. (2007). *Urinálise na cultura ocidental: Uma breve história.* **Kidney Int**. 71:384-387.

- Arnemo, J. M., Ranheim, B., Haga, H. A. e SOli, N.E. (2002). *Sedação, imobilização e anestesia de mamíferos e aves [em norueguês].* In: Felleskatalog (2002-03) over preparater i veterinærmedisinen. **Felleskatalogen AS, Oslo, Noruega**; pp. 34e-57e.

- Aronson, J. (1994). *Experiência experimental e clínica com osteogénese de distração.* **J Cleft Palate Craniofac**.31:473-81.

- Astrand, J., e Aspenberg, P. (2004). *O tratamento tópico com dose única de bisfosfonato reduziu a reabsorção óssea num modelo de rato para o afrouxamento protético*. **J Orthop Res**.22:244-9.

- Athanasiou, V.T., Papachristou, D.J., Panagopoulos, A., Saridis, A., Scopa, C.D., e Megas, P. (2010). *Comparação histológica de autoenxerto, aloenxerto-DBM, xenoenxerto e enxertos sintéticos num defeito ósseo trabecular: Um estudo experimental em coelhos*. **Med Sci Monit**. 16(1): BR24-31.

- Baiomy, A.A.,Nassan, M.A., Abdellatif, E.M., Abdel Fattah, A., El- Fekey, A.A.H., e Abdel Aal, A.B.M. (2014). *Comparação experimental dos efeitos do ácido zoledrónico e do alendronato administrados localmente na taxa de osteogénese de distração mandibular em cães.* **Oral Surg Oral Med Oral Pathol Oral Radiol.** 118(1):35-42.

- Balasundaram, I., Al-Hadad, I. e Parmar, S. (2012). *Avanços recentes na cirurgia reconstrutiva oral e maxilofacial.* **Br J Oral Maxillofac Surg.** 50: 695-

705.

- Balla, B. , Vaszilko, M., Kósa, J.P., Podani, J., Takâcs, I., Tóbiàs, B., Nagy, Z., Lazàry, A., e Lakatos, P. (2012). *Nova abordagem para analisar dados genéticos e clínicos na osteonecrose da mandíbula induzida por bisfosfonatos.* **Oral Dis**. 18: 580-585.

- Barba, M., Cicione, C., Bernardini, C., Michetti, F., e Lattanzi, W. (2013). Células mesenquimais derivadas do tecido adiposo para regeneração óssea: State of the Art. **BioMed Research International**.2013: 416391.

- Baron, R. (2003). *Princípios gerais da biologia óssea.* In: Favus, M.J. (ed). Primer of the metabolic bone diseases and disorders of mineral metabolism. 5th (Edn). **Lippincott, Williams and Wilkins, Phildelphia, EUA.** Pp:1-8.

- Barone, A., Ricci, M., Calvo-Guirado, J.L., Covani, U. (2011). *Remodelação óssea após procedimentos regenerativos em torno de implantes colocados em cavidades de extração recentes: um estudo experimental em cães Beagle.* **Clin. Oral Implants Res**. 22: 1131-1137.

- Bartl, L., e Frisch, B. (2009). *Osteoporose, Diagnóstico, prevenção, terapia.* 2nd Edição. **Springer, Alemanha**. Pp:71-89.

- Bataille, R., Delmas, P., e Sany, J. (1987). *Proteína sérica de gla óssea no mieloma múltiplo.* **Cancer**. 59: 329-34.

- Bellido, T., e Plotkin, L.I. (2011). *Novas acções dos bisfosfonatos no osso: Preservação da viabilidade de osteoblastos e osteócitos.* **Bone**.49:50-5.

- Bello-Silva, M. S., Lage-Marques, J. L., Marotti, J., Eduardo, C. P., Apel, C., e Gutknecht, N. (2010). *Calcitonina, alendronato de sódio e laser de alta intensidade no tratamento de dentes traumatizados: um estudo preliminar.* **Lasers Med Sci**. 25:331-337.

- Bellows, C.G., Reimers, S.M. e Heersche, J.N. (1999). *Expressão de mRNAs para colagénio tipo I, sialoproteína óssea ' osteocalcina e osteopontina em diferentes fases de diferenciação osteoblástica e sua regulação por 1,25 dihidroxivitamina D3*. **Cell Tissue Res**. 297: 249-59.

- Betts, J.G., DeSaix, P., Johnson, E., Johnson, J.E., e Korol, O. (2013). *Tecido ósseo e o sistema esquelético*. In: Anatomia e fisiologia. OpenStax college textbook.< http://cnx.org/content/col11496/1.6>. **Rice University. Houston, Texas**;Pp:**206-216**.

- Bilston, L.E., Little, D.G., Smith, N.C., Williams, P., e Briody, J. (2002). *O ácido zoledrónico melhora as propriedades mecânicas do osso normal e em cicatrização*. **Clin Biomech**.17:716-8.

- Grupo de trabalho sobre definições de biomarcadores. (2002). *Biomarcadores e parâmetros de substituição: Preferred definitions and concetual framework*. **Clin Pharmacol Ther**. 69:89-95.

- Blumsohn, A., Hannon, R. A., Wrate, R., Barton, J., al-Dehaimi, A. W., Colwell, A., e Eastell, R. (1994). *Biochemical markers of bone turnover in girls during puberty*. **Clin. Endocrinol**. 40:663 - 670 .

- Boliikbaş, N., Yeniyol, S., Tekkesin, M. S., e Altunatmaz, K.

(2013). *O uso de fibrina rica em plaquetas em combinação com fosfato de cálcio bifásico no tratamento de defeitos ósseos: um estudo histológico e histomorfométrico*. **Current Therapeutic Research.** 75:15-21.

- Bowles, S. A., Kurdy, N., Davis, A. M., France, M. W., e Marsh, D. R. (1996). *Osteocalcina sérica, fosfatase alcalina total e específica do osso após fratura isolada da diáfise da tíbia*. **Ann. Clin. Biochem.** 33:196-200.

- Bowles, S.A. , Kurdy, N. , Davis, A.M. , e France, M.W. (1997). *Alterações na fosfatase alcalina específica do osso sérico após fratura da tíbia*. **Ann. Clin. Biochem**. 34:690-691.

- Bronckers, A.L., Farach-Carson, M.C., Van Waveren, E. e Butler, W.T. (1994). *Immunolocalization of osteopontin, osteocalcin, and dentin sialoprotein during dental root formation and early cementogenesis in the rat.* **J Bone Miner Res.** 9:833-41.

- Brunton, L.L., Chabner, B., e Knollman, B. (2011). *Goodman & Gilman's, The Pharmacological Basis of Therapeutics.* 12th Edn. **McGraw-Hill Companies, Inc., Nova Iorque, Chicago. Nova Iorque, Chicago.**Pp:1065-1070.

- Cacchioli, A., Spaggiari, B., Ravanetti, F., Martini, F. M., Borghetti, P., e Gabbi, C. (2006). *O defeito ósseo de tamanho crítico: estudo morfológico da cicatrização óssea.* **Ann. Fac. Medic. Vet. di Parma.**26:97-110.

- Canavero, E., Januàrio, A.L., Sallum, E.A.; Novaes, P.D., e Nociti Jr, F.H. (2000). Avaliação histométrica dos efeitos locais da calcitonina de salmão no processo de consolidação óssea: estudo em ratos. **Resear. Orthop. Bras.** 14(2):183-187.

- Chen, B.L., Xie, D.H., Zheng, Z.M., Lu, W., Ning, C.Y., Li, Y.Q., Li, F.B., e Liao, W.M. (2011). *Comparação dos efeitos do alendronato de sódio e da calcitonina na osteointegração de próteses ósseas em ratos osteoporóticos.* **Osteoporos Int.** 22:265-270.

- Chesmel, K.D., Branger, J., Wertheim, H., e Scarborough, N. (1998). *Resposta de cicatrização a várias formas de matriz óssea desmineralizada humana em defeitos cranianos de ratos atímicos.* **J Oral Maxillofac Surg.** 56: 857-863.

- Chestnut III, C.H., Azria, M., Silverman, S., Engelhardt, M., Olson, M., e Mindeholm, L. (2008). *Calcitonina de salmão: uma revisão das indicações terapêuticas actuais e futuras.* **Osteoporos Int.**19: 479-491.

- Choi, J.Y., Kim, H.J., Lee, Y.C., Cho, B.O., e Seong, H.S. (2007). *Inibição da cicatrização óssea pelo pamidronato em defeitos ósseos da calvária.* **Oral Surgery, Oral Medicine, Oral Pathology, Oral Radiology, and Endodontology.** 103(3): 321-328.

- Christenson, R.H. (1997). *Marcadores bioquímicos do metabolismo ósseo:*

uma visão geral. **Clin Biochem**. 30(8): 573-93.

- Clarke, B. (2008). *Anatomia e fisiologia óssea normal*. **Clin J Am Soc Nephrol**. 3:S131-S139.
- Coles, E.H. (1986). *Veterinary clinical pathology*. 4th Edn. **W.B. Saunders company.** Philadelphia, London.
- Colman, E., Hedin, R., Swann, J., e Orloff, D. (2002). *Uma breve história da calcitonina*. **Lancet**. 359: 885-86.
- Colpana, L., Gur, A., Cevik, R., Nas, K., e Sarac, A.J. (2005). *O efeito da calcitonina nos marcadores bioquímicos e na excreção de zinco na osteoporose pós-menopausa*. **Maturitas**. 51: 246-253.
- Copp, D.H., Cameron, E.C., Cheney, B.A., Davidson, G.F., e Henze, K.G. (1962). *Evidence for calcitonin-a new hormone from the parathyroid that lowers blood calcium*. **Endocrinology**. 70(5): 638-49.
- Cottrell, J.A., Vales, F.M., Schachter, D., Wadsworth, S., Gundlapalli, R., Kapadia, R., e O'Connor, J.P. (2010). *Atividade Osteogênica de Drogas de Pequenas Moléculas Aplicadas Localmente em um Modelo de Defeito de Fêmur de Rato*. **Jornal de Biomedicina e Biotecnologia.** Volume 2010, Artigo ID 597641.
- Craven, R. (2007). *Ketamine*. **Anaesthesia**. 62 (1): 48-53.
- Crawford, E.C., e Mortensen, J.K. (2009). *Um plugin ImageJ1 para a caraterização radiomorfológica de partículas separadas e uma aplicação inicial à análise de ouro de aluvião*. ***Computers and Geosciences*.** 35:347-359.
- Cremers, S., Garnero, P., e Seibel, M.J. (2008). Marcadores Bioquímicos do Metabolismo Ósseo. Em Bilezikan, J.P. Raisz, L.G. e Martin, T.J. (eds). Principles of Bone Biology. 3ª Edn. **Academic Press. Inc.** cap. 87.
- Cremers, S.C., Eekhoff, M.E., Den, H.J., Hamdy, N.A., e Vermeij, P. (2003). *Relações entre farmacocinética e taxa de renovação óssea após bisfosfonato*

intravenoso (olpadronato) em pacientes com doença óssea de Paget. **J Bone Miner Res.** 18: 868-875.

- D'Aoust, P., McCulloch, C.A.G., Tenenbaum, H.C., Lekic, P.C. (2000). *O etidronato (HEBP) promove a diferenciação de osteoblastos e o fecho de feridas na calvária de ratos*. **Cell Tissue Res.** 302:353-63.
- Davidson College, Departamento de Biologia. (2002). ELISA (Enzyme linked immunosorbant assay). www.bio.davidson.edu.
- de Kleer V. (2006). *Desenvolvimento do osso.* In: Sumner-Smith, G.(ed). Bone in Clinical Orthopedics (Osso na Ortopedia Clínica). **Philadelphia: W. B. Saunders Co**. Pp:1-80.
- Deborah, L. G., David, R. G. (2011). *Origens dos Osteoclastos.* In: Joseph, L., Yongwon, C., Mark, H., e Hiroshi T. (eds). Osteoimmunology. 1stEdn. **Academic press**;Pp:7-41.
- Diane, G., Kathryn E., e Aurore, V. (2013). *Osso e articulações.* In: Wanda, M. H., Colin G. R., e Matthew, A.W.(eds). Haschek e Rousseaux's Hand book of Toxicologic Pathology.3 rd Edn. **Elsevier Inc**; Pp: 2761- 2782.
- Dias, I.R., Viegas, C.A., de Azevedo, J.T., Costa, E.M., Lourenço, P., Rodrigues, A., e Cabrita, A.S. (2008). *Avaliação de marcadores de formação óssea sob factores ambientais controlados e sua correlação com minerais séricos em ovinos adultos como modelo de investigação ortopédica.* **Animais de Laboratório**. 42: 465-472.
- Dimitriou, R., Jones, E., McGonagle, D. e Giannoudis, P.V. (2011). *Regeneração óssea: conceitos actuais e direcções futuras.* **BMC Medicine**. 9:66.
- Dittmer, K.E., Firth, E.C., Thompson, K.G., Marshall, J.C., e. Blair, H.T. (2011). *Alterações na estrutura óssea de ovelhas Corriedale com raquitismo hereditário: Uma avaliação por tomografia computorizada quantitativa periférica.* **The Veterinary Journal**. 187: 369-373.

• Dogan, H., Ozcelik, B., Gedikoglu, G., e Senel. S. (2001). O efeito da calcitonina na cicatrização óssea em mandíbula de cobaia. **Journal of Endodontics.** 27(3):160-163.

• Ebetino, F.H., Hogan, A.-M.L., Sun, S., Tsoumpra, M.K., Duan, X., Triffitt, J.T., Kwaasi, A.A., Dunford, J.E., Barnett, B.L., Oppermann, U., Lundy, M.W., Boyde, A., Kashemirov, B.A., McKenna, C.E.,

e Russell, R.G.G. (2011). *A relação entre a química e a atividade biológica dos bisfosfonatos: (Revisão).*

Bone.49(1): 20-33.

• Egermann, M., Goldhahn, J., e Schneider, E.(2005). *Modelos animais para o tratamento de fracturas na osteoporose.* **Osteoporos Int**.16 (2):S129- 138.

• Ekeland, A., Gantvik, M., e Myhre, L.(1981). *Aumento da calcitonina plasmática após fratura do fémur em ratos.* **Ata Orthop Scand**. 52:513-518.

• Ellwood, R.P., Davies, R.M., e Worthington, H.V. (1997). *Avaliação do sistema de radiografia de subtração dentária.* **J. Periodontal. Res.** 32: 241-248.

• Evans, K.D., Lau, S.T., Oberbauer, A.M., e Martin, R.B. (2003). *O alendronato afecta o comprimento do osso longo e a morfologia da placa de crescimento no modelo de rato oim para osteogénese imperfeita.* **Bone**.32:268-74.

• Farley, J.R., Hall, S.L., Herring, S., e Tarbaux, N.M. (1992). *Dois índices bioquímicos da formação óssea do rato são aumentados, in vivo, em resposta à calcitonina.* **Calcif Tissue Int.** 50:67-73.

• Farley, J.R., Tarbaux, N.M., Hall, S.L., Linkhart, T.A., e Baylink, D.J. (1988). *O agente anti-reabsorção óssea calcitonina também actua in vitro para aumentar diretamente a formação óssea e a proliferação de células ósseas.* **Endocrinology**. 123: 159-167.

• Fatemeh, E.A., Alireza, N., Farhad, F., Mohamad, D.A., Somayyeh, K., e

Gholamreza, R. (2012). *Avaliação histológica do quitosano como acelerador da regeneração óssea em tíbias de rato microperfuradas.* **Jornal de Investigação Dentária**. 9 (6): 694-99.

- Ferdousy, R. N., Tarif, A. M., Paul, S., Juyena, S. N., e Rahman, M. M. (2014). *Papel do gel de plasma rico em plaquetas na cicatrização óssea de cabras negras de Bengala.* **Revista Internacional de Inovação e Estudos Aplicados.**5(1): 54-61.
- Fleisch, H. (1998). *Bisfosfonatos: mecanismos de ação.* **Endocrine Rev.**19:80-100.
- Fleisch, H., Russell, R.G.G., e Straumann, F.(1966). *Efeito do pirofosfato na hidroxiapatita e suas implicações na homeostase do cálcio.* **Nature**.212:901-3.
- Fosamax®. (2009). *(Alendronato de sódio) comprimidos e solução* [produto informação]. Whitehouse Station (NJ): **Merck and Co., Inc.**
- Foster, S.C., e Kronman, J.H. (1974). *Os efeitos da tirocalcitonina tópica nos locais de extração nos maxilares de cães.* **Oral Surg.** 38:866-73.
- Franchimont, P., Bassleer, C., Henrotin, Y., Gysen, P., e Bassleer, R. (1989). *Effects of human and salmon calcitonin on human articular chondrocytes cultivated in clusters.* **J Clin Endocrinol Metab**. 69:259266.
- Frederick, R.S, e David, R.E. (2008). *Utilização de marcadores bioquímicos de renovação óssea na prática clínica.* **Cleveland Clinic Journal Of Medicin**.75 (10):739-750.
- Frinkleman, R.D. (1998). *Administração local de agentes quimioterapêuticos na terapia periodontal: terá chegado o seu momento?* **J Clin Periodontol**. 25:9436.
- Frost, M. (1989). *A biologia da consolidação de fracturas: uma visão geral para os clínicos: parte I.* **Clin Orthop**. 248: 283-293.
- Fullerton, G.D., e Potter, J.L. (1994). Tomografia computorizada. Livro-

texto de diagnóstico por imagem. In: Putman, C.E., e Ravin, C.E.P. (eds). 2nd Edn. **Philadelphia: W.B. Saunders Company.**

- Galante, L., Colston, K.W., MacAuley, S.J., e Mac-Intyre, I. (1972). *Efeitos da calcitonina no metabolismo da vit. D metabolismo*. **Nature (Lond.).** 238: 271273.

- Gehret, C. (2010). *Denosumab: uma nova terapia para a osteoporose*. Atualização da farmacoterapia. **Cleveland clinic**.13(1):1-9.

- Giannoudis, P., Tzioupis, C., Almalki, T., e Buckley, R. (2007). *Fratura cura em fracturas osteoporóticas: é realmente diferente?* **Injury**.38S1:S90-9.

- Giavaresi, G., Fini, M., Gnudi, S., Aldini, N.N., Rocca, M., Carpi, A., e Giardino, R. (2001). *Comparação dos efeitos da calcitonina, alendronato e fluorofosfatos no osso de ratos ovariectomizados*. **Biomed Pharmacother.** 55 : 397-403.

- Giuliani, N., Pedrazzoni, M., Negri, G., Passeri, G., Impicciatore, M., e Girasole G. (1998). *Os bisfosfonatos estimulam a formação de precursores de osteoblastos e nódulos mineralizados em culturas de medula óssea murina e humana in vitro e promovem a osteoblastogénese precoce em ratos jovens e idosos in vivo*. **Bone**. 22:455-61.

- Goel, A. (2010). *Calcitonina de salmão no tratamento da osteoporose. Artigo de revisão*. **Jornal do Hospital de Bombaim**. 52(3):362-370.

- Gomes, M.F., Anjos, M.J.S., Nogueira, T.O., e Catanzaro-Guimares, S.A. (2001). *Avaliação histológica da propriedade osteoindutora da matriz de dentina desmineralizada autógena em defeitos ósseos cirúrgicos em crânios de coelhos utilizando membrana amniótica humana para regeneração óssea guiada*. **Int J Oral Maxillofac Implants**.16: 563-571 .

- Goodship, A., Walker, P., Mc Nally, D., Chambers, T., Green, J., e Livraghi, A. (1994). *Utilização de um bifosfonato (pamidronato) para modular a reparação de fracturas em ossos de bovinos*. **Ann Oncol**.5:53-5.

• Goziotis, A., Sukhu, B., Torontali, M., Dowhaniuk, M., e Tenenbaum HC. (1995). *Effects of bisphosphonates APD and HEBP on bone metabolism in vitro.* **Bone.**16:317-27.

• Griffon, D.J.(2005). *Cicatrização de fracturas.* In: Johnson, A.L., Houlton, E.F., e Vannini, R. (Eds). AO Principles of Fracture Management in the Dog and Cat. 1st (Edn). **AO Publishing, Suíça**; Pp:72-98. Marx, R. E. (2007). *Cicatrização do osso e do enxerto ósseo.* **Oral Maxillofacial Surg Clin N Am**. 19: 455-466.

• Gundappa, SY.Ng., e Whaites, E.J. (2006). *Comparação de ultrassom, radiografia digital e convencional na diferenciação de lesões periapicais.* **Radiologia Dentomaxilofacial**. 35: 326-333.

• Haima, P. (2011). *Fosfatase alcalina óssea (BAP) um marcador bioquímico do turnover ósseo. Revisão clínica e técnica.* **Grupo médico TECO.** QUIDEL Corporation. www.quidel.com.

• Halim, A-B. (2011). *Biomarcadores no desenvolvimento de medicamentos: uma ferramenta útil, mas resultados discrepantes podem ter um grande impacto.* In: Kapetanovic, I.M. (ed.) Drug discovery and development -present and future. 1st Edn. **InTech Europe**. Croácia. Pp: 401-424.

• Hasana, I., Dominiak, M., Blaszczyszyn, A., Bourauel, C., Tomasz Gedrange, T., e Heinemann, F. (2014). *Avaliação radiográfica da densidade óssea em torno de implantes com carga imediata.* **Anais de Anatomia**. Artigo no prelo.

• Hauschka, P.V., Lian, J.B., Cole, D.E.C., e Gundberg, C.M. (1989) *Osteocalcina e proteína da matriz gla: Proteínas dependentes de vitamina K no osso.* **Physiol. Rev.** 69:990-1047.

• Hayden, R.S., Vollrath, M., e Kaplan, D.L. (2014). *Efeitos do clodronato e do alendronato em co-culturas de osteoclastos e osteoblastos em filmes de seda-hidroxiapatita.* **Ata Biomaterialia** .10: 486-493.

• Hazes, J.M., Woolf, A.D, Black, D., e Johnell, O. (2000). A década dos ossos e das articulações. **J Rheumatol.** 27(1):1-3.

- Hendrix, R.W. (2002). *Cura de fracturas*. In: Rogers, L.F. (ed.). *Radiology of Skeletal Trauma*. vol.1, 3rd Edn. **Philadelphia: Churchill Livingstone**: 203-30.

- Henrichsen, E. (1956). *Fosfatase alcalina em osteoblastos e fibroblastos cultivados in vitro.* **Exp Cell Res**. 11:115-127.

- Hernândez-Gil, I.F.T., Alobera-Gracia, M.A., del Canto-PinganOn, M. , e Blanco-Jerez, L. (2006). *Bases fisiológicas da regeneração óssea II. O processo de remodelação.* **Med Oral Patol Oral Cir Bucal.** 11:E151-7.

- Hosking, D.J. (1981). *Calcitonin and diphosphonate in the treatment of Paget's disease of bone.* **Metab Bone Dis Rel Res**. 3:317-326.

- Ide, J., Kikukawa, K., Hirose, J., Iyama, Ki., Sakamoto, H., Fujimoto, T., e Mizuta, H. (2009). *O efeito de uma aplicação local do fator de crescimento de fibroblastos-2 na remodelação do tendão para o osso em ratos com lesão aguda e reparação do tendão supra-espinal.* **J Shoulder Elbow Surg.** 18: 391-398.

- Ivaska, K.K., Hentunen, T.A., Vaaraniemi, J., Ylipahkala, H., Pettersson, K., e Vaananen, H.K. (2004). *Libertação de moléculas de osteocalcina intactas e fragmentadas da matriz óssea durante a reabsorção óssea in vitro.* **J Biol Chem**. 279:18361-18369.

- Ivaska, K.K., Kakonen, S.M., Gerdhem, P., Obrant, K.J., Pettersson, K., e Vaananen H.K. (2005). *A osteocalcina urinária como marcador do metabolismo ósseo.* **Clin Chem**. 51:618-628.

- James, W. (2004). *Cicatrização de feridas: Tendões, Ligamentos, Ossos, Músculos e Cartilagem.* In: Darryl, M. et al.(ed). Canine Rehabilitation & Physical Therapy.1stEdn. **Elsevier Inc**;Pp:100-112.

- Jee, J.H., Wan Lee, W., e Lee, B.D. (2010). *A influência do alendronato na cicatrização de alvéolos de extração de ratos ovariectomizados avaliada por tomografia micro-computada in vivo.* **Oral Surg Oral Med Oral Pathol Oral Radiol Endod**. 110:e47-e53.

- Johnson-Lynn, S.E., Francis, R. e McCaskie, A. (2008). (iv) *Tratamentos da osteoporose e o seu efeito na consolidação de fracturas*. **Current Orthopaedics**. 22: 336-340.

- José, C.P, Joana, C.R, Fernando, C. S, Carlos, R., et.al. (2008). *A ovelha como modelo animal na investigação ortopédica.* **Patologia Experimental e Ciências da Saúde.**2 (1):29-32.

- Kalfas, I.H. (2001). *Princípios da cicatrização óssea.* **Neurosurg Focus.** 10 (4): 7-10.

- Katzung, G.B., Masters, S.B., e Trevor, A.J. (2012). *Basic and Clinical Pharmacology*. 12^{th}Edn**. cGraw-Hill Companies, Inc**.Pp:774-775.

- Kawai, G., Ohno, T., Kawaguchi, T., Nagano, A., Saito, M., Takigami, I., Matsuhashi, A., Yamada, K., Hosono, K., Tezuka, K., Kunisada, T., Hara, A., e Shimizu, K. (2013). *A polpa dentária humana facilita a regeneração óssea num modelo de defeito ósseo em ratos*. **Insights sobre Regeneração de Ossos e Tecidos**.4:1-9.

- Kaynak, D., Meffert, R., Gunhan, M., Gunhan, O, e Ozkaya, O. (2000). *A histopathological investigation on the effects of the bisphosphonate alendronate on resorptive phase following mucoperiosteal flap surgery in the mandible of rats*. **J periodontal**. 71(5): 790-96.

- Kaynak, D., Meffert, R., Gunhan, M., Gunhan, O., Ozkaya, O. (2000). *Uma investigação histopatológica sobre os efeitos do bisfosfonato alendronato na fase de reabsorção após cirurgia de retalho mucoperiosteal na mandíbula de ratos*. **J Periodontol.**71:790-6.

- Kenneth, G. (2007). *Epidemiologia e avaliação clínica da osteoporose*. In: Klipple, J.H., Ston, J.H., Grofford, L.S., e White, P.H. (eds). Primer on the rheumatic disease.13thEd. **Springer, EUA**. P: 576.

- Khojasteh, A. et al. (2013). *Cicatrização de alvéolos de extração e defeitos alveolares aumentados após 1 ano de tratamento com bifosfonato.* **J Craniofac Surg** . 24: e68-73.

- Kido, H.W., Bossini, P.S., Tim, C.R., Parizotto, N.A., da Cunha, A.F., Malavazi, I., e Renno, A.C. (2014). *Avaliação do processo de cicatrização óssea em um modelo experimental de defeito ósseo na tíbia de ratas ovariectomizadas*. **Aging Clin Exp Res**. 26(5):473-81.

- Kim, I., Ki, H., Lee, W., Kim, H., Park, J.B. (2013). *O efeito dos bifosfonatos administrados sistemicamente na cicatrização óssea após a extração dentária e osseointegração de implantes dentários na maxila de coelho.* **Int J Oral Maxillofac Implants**. 28:1194-200.

- Kimmel, D.B. (2007). *Mecanismo de ação, perfil farmacocinético e farmacodinâmico e aplicações clínicas de bisfosfonatos contendo azoto.* **J Dent Res**.86:1022-33.

- Kokoroghiannis, C., Papaioannou, N., Lyritis, G., Katsiri, M., e Kalogera, P. (2003). *Administração de calcitonina num modelo de osteogénese de distração em coelho.* **Clin Orthop Relat Res**. 415:286-292.

- Kücük, D., Ay, S., Kara, M.S., Avunduk, M.C., e Gümus, C. (2011). *Comparação do alendronato local e sistémico na osteogénese de distração*. **Int. J. Oral Maxillofac. Surg**. 40: 1395-1400.

- Kundu, B., Khare, S.K., e Singh, G. (1999). *Papel dos polipéptidos no tratamento e diagnóstico da osteoporose. Artigo de revisão.* **Peptides**. 20:523-537.

- Lee, A.J., Hodges, S., e Eastell, R. (2000). *Medição da osteocalcina.* **Ann. Clin. Biochem**. 37:432-446 .

- Lee, Y.-H., e Sinko, P.J. (2000). *Administração oral de calcitonina de salmão*. **Adv. Drug Deliv. Rev**. 42:225-238.

- LeGeros, R.Z., e Craig, R.G. (1993). *Estratégias para afetar a remodelação óssea: osteointegração.* **J Bone Miner Res**. 8: S583-S596.

- Levine, M. (2011). *Tópicos em bioquímica dentária.* 1st Edn. **SpringerVerlag Berlin Heidelberg.**

- Li, G., Ryaby, J.T., Carney, D.H., e Wang, H. (2005). *A formação óssea é reforçada pelo péptido relacionado com a trombina TP508 durante a osteogénese de distração.* **J Orthop Res**.23:196-202.

- Lian, J.B., McKee, M.D., Todd, A.M. e Gerstenfeld, L.C. (1993). *Indução de proteínas relacionadas com o osso, osteocalcina e osteopontina, e sua localização ultra-estrutural da matriz com o desenvolvimento de hipertrofia de condrócitos em vitro*. **J Cell Biochem**. 52: 206-19.

- Licata, A.A. (1997). *Terapia com bisfosfonatos*. **Am J Med Sci**. 313:17

22.

- Liebschner, M. A. (2004). *Biomechanical considerations of animal models used in tissue engineering of bone*. **Biomaterials**. 25(9):1697- 1714.

- Lindsy, R., e Cosman, F. (2012). *Osteoporosis* In: Longo, D.L., Fauci, S., Kasper, D.L., Hauser, S.L., Jameson, J.L., e Loscalzo, J.L. (eds). Harrisons Principles of Internal Medicine.18thEdn. **Mc Graw Hill, EUA.** Pp:3120.

- Lindsy, R., e Cosman, F. (2012). *Osteoporose*. In: Longo, D.L., Fauci, S., Kasper, D.L., Hauser, S.L., Jameson, J.L., e Loscalzo, J.L. (eds). Harrisons Principles of Internal Medicine.18th (Edn). **Mc Graw Hill, EUA:** P:3120.

- Little, D.G., Cornell, M.S., Briody, J., Cowell, C.T., Arbuckle, S., e Cooke-Yarborough, C.M. (2001). *O pamidronato intravenoso reduz a osteoporose e melhora a formação do regenerado durante a osteogénese de distração. Um estudo em coelhos imaturos*. **J Bone Joint Surg Br.** 83:1069-74.

- Liu, S., Yang, R. S., Al-Shaikh, R., e Lane, J. M. (1995). *Colagénio na cicatrização de tendões, ligamentos e ossos. Uma revisão atual.* **Clin Orthop**.

318: 265-278.

- Luiz, A. M., Carlos, E. D., Roberta A. P., Angélica, O., e Bruno, C. V. (2013). *Avaliação do vidro bioativo e do plasma rico em plaquetas para a cicatrização óssea em defeitos na calvária de coelhos.* **Journal of Oral Science**. 55(3): 225-232.

- Maalouf, N.M., Heller, H.J., Odvina, C.V., Kim, P.J., e Sakhaee, K. (2006). *Hipocalcemia induzida por bisfosfonatos*. **Endoc Pract**. 12:4853.

- MacCallum, W.G., e Voegtlin, C. (1909). **J. Exp. Med**. 11: 118. Citado em Copp, et al. (1962).

- Mantzavinos, Z., e Listgarten, M.A. (1970). *A formação óssea estimulada pela tirocalcitonina por aplicação local na calvária de ratos in vivo.* **J. Periodontol**. 4:663- 666.

- Marcus, R. e Bouxsein, M.L. (2010). *A natureza da osteoporose*. In: Marcus, R., Feldman, D., Nelson. D.A., e Rosen, C.J.(eds). Fundamentals of Osteoporosis.3rdEdn. **Elsevier Inc,USA**; Pp: 25.

- Marieb, E. N., e Hoehn. K. (2006). *Anatomia e fisiologia humanas*. 7thEdn. **Benjamin Cummings.** Capítulo 6.

- Markel, M.D., e Chao, E. (1993). *Técnicas não invasivas para a descrição quantitativa do conteúdo mineral e das propriedades mecânicas do calo.* **CORR Journal**. 293: 9-15.

- Marx, R.E., Sawatari, Y., Fortin, M., e Broumand, V. (2005). *Osso exposto induzido por bisfosfonato (osteonecrose/osteopetrose) dos maxilares: factores de risco, reconhecimento, prevenção e tratamento.* **J Oral Maxillofac Surg**. 63:1567-75.

- Matteson, S.R., Deahl, S.T., Alder, M.E., e Nummikoski, P.V. (1996). *Métodos avançados de imagiologia*. **Crit Rev Oral Biol Med**. 7(4):346-395.

- Maxwell, C. (2012). *Alterações estruturais no osso da tíbia de ovelha submetido a implante de scaffold de biomaterial.* Tese apresentada à **Faculdade de Engenharia Industrial, Engenharia Mecânica e Ciências da Computação, Escola de Engenharia e Ciências Naturais, Universidade da Islândia.**

- McKenzie, K., Dennis, B.J., Roberts, J., Karabasz, D., e Tanzer, M. (2011). *O bisfosfonato permanece altamente localizado após a eluição de implantes porosos.* **Clin Orthop Relat Res.** 469:514-522.

- McKinley, D.W., e Chambliss M.L. (2000). *Radiografias de acompanhamento para detetar a formação de calos após fracturas.* **Arch. Fam. Med.** 9: 373374.

- Mengchun, Qi , Jing, Hu , Jianping, Li , Jinyuan, Li , Wei Dong , Xiaojie, F., e Jing, Yu. (2012). *Efeito do tratamento com ácido zoledronato na osseointegração e fixação de implantes em enxertos ósseos ilíacos autólogos em coelhos ovariectomizados.* **Bone.** 50:119-127.

- Miller, P.D., e Derman, R.J. (2010). *Qual é o melhor equilíbrio de benefícios e riscos entre as terapias anti-reabsortivas para a osteoporose pós-menopausa?* **Osteoporos Int.** 21:1793-1802.

- Monier-Faugere, M-C., Geng, Z., Qi, Q. ILLKA Arnala, I., e Malluche, H.H., (1996). Calcitonin previne a perda óssea mas diminui a atividade osteoblástica em cães beagle ovariohisterectomizados. **Journal, of Bone and Mineral.** 11(4):446-455.

- Monkkonen, H., Auriola, S., Lehenkari, P., Kellinsalmi, M., Hassinen, I., e Vepsalainen (2006). *Um novo análogo endógeno do ATP (ApppI) inibe a adenina nucleótido translocase mitocondrial (ANT) e é responsável pela apoptose induzida por bisfosfonatos contendo azoto.* **Br J pharmacol.**147: 437-445.

- Montgomery, R., Dryer, R.L., Conway, T.W., e Spector, A.A. (2009). *Bioquímica: uma abordagem orientada para os casos.* 4ª Edn. **Mosby Co., St Louis, MO. Copyright Elsevier.**Chap.13; p:675.

- Moon, H.J., Yun, Y.P., e Wan Han, C. (2011). *Efeito do revestimento de heparina e alendronato em superfícies de titânio na inibição de osteoclastos e no aumento da função dos osteoblastos.* **Biochemical and Biophysical Research Communications.** 413: 194-200.

- Moreira, A., e Vasconcelos, S. (2011). *Terapia hormonal na regeneração óssea.* **Rev Port Estomatol Med Dent Cir Maxilofac.** 52(3):133-141.

- Mousavi, G.H., Mohajeri, D., Rezaei, M., Moutablaleh, F., Rezaie, A. e Douastar, Y. (2010). *Efeito do fluoreto de sódio na cicatrização de defeitos ósseos esponjosos em ratos.* **American J. Pharmacol. and Toxicol**. 5(4):177-182.

- Myoung, H., Park, J.Y., Choung, P.H. (2001). *Efeitos de um bifosfonato na expressão de genes específicos do osso após enxerto ósseo autógeno livre em ratos.* **J Periodontol Res**. 36:244- 51.(resumo)

- Nackaerts, O., Maes, F., Yan, H., Couto Souza, P., Pauwels, R. e Jacobs, R. (2011). *Análise da variabilidade de intensidade em tomografia computadorizada multislice e cone beam.* **Clin Oral Implants Res**. 22 (8): 873-9.

- Nascimento, S.B., Cardoso, C.A., Ribeiro, T.P., Almeida, J.D., e Albertini, R. (2010). *Efeito da Terapia Laser de Baixo Nível e da Calcitonina na Reparação Óssea em Ratos Castrados: Um Estudo Densitométrico.* **Fotomedicina e Cirurgia a Laser**. 28 (1): 45-49.

- Nather, A., Ong, HJC., e Zameer, A., (2005). *Structure of Bone (Estrutura do osso).* Em Nather, A.(ed). Bone grafts and bone substitutes - Basic Science and Clinical Applications. **New Jersey: World Scientific**; Pp:1-17.

- Nayak, S., Olkin, I., e Liu, H. (2006). *Meta-análise: Accuracy of Quantitative Ultrasound for identifying patients with osteoporosis (Precisão do ultrassom quantitativo para identificar pacientes com osteoporose*). **Ann Intern Med.** 144:832-841.

- Naylor, K., e Eastell, R. (2012). *Marcadores de turnover ósseo: utilização na osteoporose.* **Nat Rev Rheumatol**. 8:379-389.

- Naylor, K.E. , Iqbal, P. , Fledelius, C. , Fraser, R.B., e Eastell, R. (2000). *The effect of pregnancy on bone density and bone turnover* . **J. Bone Miner. Res**. 15:129-137.
- Newman, E., Turner, A. S., e Wark, J. D. (1995). *O potencial das ovelhas para o estudo da osteopenia: situação atual e comparação com outros modelos animais.* **Bone**.16(4):277S-284S.
- Nick, L., Benedict, R., e Mark, F. (2011). *Formação óssea, remodelação e cicatrização*. **SURGERY**. 29(4): 141-145.
- Niemeyer, P., Fechner, K., Milz, S., Richter, W., Suedkamp, N. P., Mehlhorn, A.T., Pearce, S., e Kasten, P. (2010). *Comparação de células estaminais mesenquimais da medula óssea e do tecido adiposo para a regeneração óssea num defeito de tamanho crítico da tíbia de ovelha e a influência do plasma rico em plaquetas*. **Biomaterials**. 13: 3572-3579.
- Nijweide, P. J., Burger, E. H., e Feyen, J.H.M. (1986). *Cells of bone: proliferation, differentiation and hormonal regulation (Células ósseas: proliferação, diferenciação e regulação hormonal).* **Physiological Reviews**. 66: 855-886.
- NOF. (2006). Teste de densidade mineral óssea. Fundação Nacional de Osteoporose. Acedido em janeiro. Disponível no endereço URL: http://**www.nof.org/osteoporosis/bmdtest.htm.**
- NOF. (2013). *Guia do Clínico para a Prevenção e Tratamento da Osteoporose.* **Fundação Nacional de Osteoporose, Washington, DC**.
- Novaes, A.B.Jr., Souza, S.L.S., Barros, R.R., Pereira, K.K.Y., Giovanna, I.G., e Piattelli, A. (2010). *Influência das superfícies dos implantes na osseointegração.* **Braz Dent J.** 21(6): 371-8.
- Novartis Pharmaceuticals corporation. (2012). *Miacalcin (calcitoninasalmão) injeção, sintético.* **Novartis. East Hanover, New Jersey.**

• Oana, L., Miclăus, V., Oros, D. Almăsan, H., Ratiu, C., Rus,V., Pestean, C., Ober, C., Crecan, C., e Lucia Bel. (2008). *Método experimental de indução de um defeito ósseo em rato e acompanhamento histológico da evolução dos processos de cicatrização.* **Anais da RSCB.**16(1):111- 114.

• Ohe, J.Y., Kwon, Y.D., e Lee, H.W. (2012). *Os bisfosfonatos modulam a expressão de OPG e M-CSF em osteoblastos derivados de hMSC.* **Clin Oral Investig**.16(4):1153-9.

• O'Loughlin, P. F., Morr, S., Bogunovic, L., Kim, A.D., Park, B., e Lane, J. M. (2008). *Seleção e desenvolvimento de modelos pré-clínicos na investigação da cicatrização de fracturas*. **J Bone Joint Surg Am** .90 Suppl 1:79-84.

• Omi, H., Kusumi, T., Kijima, H., e Toh, S. (2007). *O alendronato de baixa dose administrado localmente aumenta a densidade mineral óssea durante a osteogénese de distração num modelo de coelho*. **J Bone Joint Surg [Br].** 89-B:984-8.

• Oryan, A., Alidadi. S., e, Moshiri, A. (2013). *Preocupações actuais relativamente a cicatrização de defeitos ósseos*. **Hard Tissue**. 26(2):13.

• Owen, T.A., Aronow, M., Shalhoub, V., Barone, L.M., Wilming, L., Tassinari, M.S., Kennedy, M.B., Pockwinse, S., Lian, J.B. e Stein, G.S. (1990a). *Progressive development of the rat osteoblast phenotype in vitro: reciprocal relationships in expression of genes associated with osteoblast proliferation and differentiation during formation of the bone extracellular matrix.* **J Cell Physiol.**143:420-30.

• Ozoran, K., Yildirim, M., Onder, M., Sivas, F., e Inanir, A. (2007). *Os efeitos da densidade mineral óssea da terapia combinada de calcitonina e alendronato em pacientes com artrite reumatoide*. **Jornal de Reumatologia da APLAR**. 10:17-22.

• Pampu, A.A., Dolanmaz, D., Tüz, H.H., e Karabacakoglu, A. (2006). *Avaliação experimental dos efeitos do ácido zoledrónico na formação de osso regenerado e osteoporose na osteogénese de distração mandibular.* **J Oral Maxillofac Surg**. 64:1232-1236.

- Papagerakis, P., Berdal, A., Mesbah, M., Peuchmaur, M., Malaval, L., Nydegger, J., Simmer, J. e Macdougall, M. (2002). *Investigação da osteocalcina, osteonectina e sialofosfoproteína da dentina no desenvolvimento de dentes humanos.* **Bone**. 30:377-85.

- Parvainen, M.T., Jaaskelainen, K., Kr "oger, H., Arnala, I., e Alhava, E. (1999). *Marcadores de reabsorção óssea urinária na monitorização do tratamento da osteoporose sintomática.* **Clin Chim Ata**.279:145-54.

- Pearce, A. I, Richards, R.G., Milz, S., Schneider, E., e Pearce, S.G. (2007). *Modelos animais para a investigação de biomateriais de implantes no osso: uma revisão.* **Eur Cell Mater**.13:1-10.

- Pecora, G., Andreana, S., Margarone, J. E., Covani, U., e Sottosanti, J. S. (1997). *Regeneração óssea com uma barreira de sulfato de cálcio.* **Oral Surg Oral Med Oral Pathol Oral Radiol Endod**. 84(4):424-9.

- Pereira, S.L.S., Toledo, S., Okamto, T., Sallum, E.A., e Junior, F.H.N. (1997). *Efeito da calcitonina de salmão na cicatrização de defeitos ósseos. Estudo radiográfico e histológico em coelhos.* **Rev. Odontol.** 26(2): 471 -488.

- Philip, S. (2010). *Estrutura e função óssea no estado normal e na doença.* In: Philip, S. et al.(eds). The musculoskeletal system. 2^nd^Edn. **Churchill livingstton, Elsevier**;Pp:68-84.

- Pivonka, P., Zimak, J., Smith, D. W., Gardiner, B.S., Dunstan, C. R., Sims, N. A., Martin, T. J., e Mundy, G. R. (2008). *Estrutura do modelo e controlo da remodelação óssea: Um estudo teórico.* **Bone**. 43:249263.

- Plecko, M., Sievert, C., Andermatt, D., Frigg, R., Kronen, P., Klein, K., Stübinger, S., Nuss, K., Bürki, A., Ferguson, S., Stoeckle, U., e von Rechenberg, B. (2012). *Osseointegração e biocompatibilidade de diferentes implantes metálicos - uma investigação experimental comparativa em ovinos.* **BMC**

Musculoskeletal Disorders. 13(32):1-12.

- Potes, J. C., Reis, J. C., Silva, J. C., Relvas, C., Cabrita, A.S., e Simões, J. A. (2008). *A ovelha como modelo animal na investigação ortopédica.* **Patologia Experimental e Ciências da Saúde.** 2(1):29-32.

- Price, C.P. (1993). *Formas múltiplas de fosfatase alcalina sérica humana: deteção e quantificação.* **Annals of Clinical Biochemistry.** 30:355-72.

- Rachner, T.D., Khosla, S., Hofbauer, L.C. (2011). *Osteoporose: agora e no futuro.* **New Horizons**. 377(9):1276-87.

Referências

- Reiche, H., Lebek, S., Alter, C., e Hein, W. (1998). Propriedades biomecânicas e densitométricas do osso após distração do calo em ovinos. **CORR Journal**. 357: 237-246.

- Reichert, J.C., Saifzadeh, S., Wullschleger, M.E., Epari, D.R., Schütz, M.A., Duda, G.N., Schell, H., e van Griensven, M., Redl, H., e Hutmacher, D.W. (2009). *O desafio de estabelecer modelos pré-clínicos para a investigação de defeitos ósseos segmentares.* **Biomaterials.** 30(12): 2149-2163.

- Reid, I., Faiola, V., e Kindler, M. (2002). *Intravenous zolendronic acid in postmenopausal women with low bone mineral density (Ácido zolendrónico intravenoso em mulheres pós-menopáusicas com baixa densidade mineral óssea).* **N Engl J Med**. 346: 653-661.

- Reid, I.R. (2009). *Osteonecrose da mandíbula: quem a contrai e porquê?* **Bone**. 44:4-10.

- Rezaie, A., Mousavi, G.H., Mohajeri, D., e Sardrodi, V.G. (2011). *Efeito do plasma autógeno rico em plaquetas (PRP) na cicatrização de defeitos ósseos esponjosos femorais em coelhos diabéticos induzidos por Alloxan.* **Australian J. Basic and Appl. Sci**. 5(5):800-808.

- Ribatti, D. , Maruotti, N., Nico, B., Longo, V., Mangieri, D., Vacca, A., e

Cantatore, F.P. (2008). *O clodronato inibe a angiogénese in vitro e in vivo.* **Oncol.** Rep. 19:1109-1112.

- Rissanen, J. (2013). *Marcadores de turnover ósseo no desenvolvimento pré-clínico de medicamentos para doenças esqueléticas.* Tese apresentada aos Annales Universitatis Turkuensis, Medica-Odontologica, **Universidade de Turku, Finlândia.**

- Riviere. J.E., e Papich. M.G. (2009). Farmacologia e terapêutica veterinária. 9th End. Wiley- Black well, Iowa, EUA; p:902.

- Roelofs, A.J., Ebetino, F.H., Reszka, A.A., Russell, R.G.G., e Rogers, M.J. (2008). *Bisfosfonatos: mecanismos de ação.*

In: Bilezikian JP, Raisz LG, e Martin J. (eds). Principles of Bone Biology.3rd Edn. **Academic Press, Boston**.Pp: 1737-1766.

- Rogers, M.J. (2003). *New insights into the molecular mechanisms of action of bisphosphonates.* **Curr Pharm Des**. 9:2643-2658.

- Roy, M.E., Nishimoto, S.K., Rho, J.Y., Bhattacharya, S.K., Lin, J.S. e Pharr, G.M. (2001). *Correlações entre o conteúdo de Osteocalcina, o grau de mineralização e as propriedades mecânicas do osso da costela de C. carpio.* **J Biomed Mater Res.** 54:547-53.

- Russell, R.G.G., e Rogers, M.J. (1999). *Bisphosphonates: from the laboratory to the clinic and back again*. **Bone**. 25(1): 97-106.

- Saghieh, S., Khoury, N.J., Tawil, A., Masrouha, K.Z., Musallam, K.M., Khalaf, K., Dosh, L., Jaouhari, R.R., Birjawi, G., e El-Hajj-Fuleihan, G. (2010). *O impacto do ácido zoledrónico no osso regenerado e nativo após a consolidação e remoção do fixador externo: Um estudo em modelo animal.* **Bone.** 46:363-368.

- Saghieh, S., Khoury, N.J., Tawil, A., Masrouha, K.Z., Musallam, K.M., e Khalaf, K. (2010). *O impacto do ácido zoledrónico no osso regenerado e nativo após a consolidação e remoção do fixador externo: um estudo em modelo animal.*

Bone. 46:363-8.

- Saladino. (2003). *Anatomia e Fisiologia: The Unity of Form and Function.*3rdEdn. **The McGraw-Hill Companies**;p:217-241.

- Salata, L.A., Craig, G.T., e Brook, I.M. (1998). *Cicatrização óssea após a utilização de substitutos ósseos de hidroxiapatite ou ionoméricos isolados ou combinados com uma técnica de regeneração óssea guiada: um estudo em animais.* **Int J Oral Maxillofac Implants.**13:44-51 .

- Saranteas, T., Mourouzis, C., Mezitis, M., Tesseromatis 1, C., e Spyraki, C. (2001). *Interação entre o decanoato de nandrolona e a calcitonina nos marcadores de formação óssea (osteocalcina e fosfatase alcalina específica do osso) e IGF-I em ratos.* **J Musculoskel Neuron Interact.** 2(2):167-170.

- Sarkar, M.R., Augat, P., Shefelbine, S.J., Schorlemmer, S., HuberLang, M., Claes, L., Kinzl, L., e Ignatius, A. (2006). *Formação óssea num modelo de defeito de osso longo utilizando um andaime de colagénio carregado com plasma rico em plaquetas.* **Biomaterials**. 27:1817-1823.

- Sassioto, M.C., Inouye, C.M., Aydos, R.D., Figueiredo, A.S., Cury, E.R.G., e Takita, L.C. (2004). *Estudo do reparo ósseo com matriz óssea bovina desvitalizada e calcitonina em ratos.* **Ata Cir. Bras.** 19(5): 495503.

- Sato, M., Grasser, W., Endo, N., Akins, R., Simmons, H., Thompson D.D., Golub, E., e Rodan, G.A. (1991). *Bisphosphonate action. Localização do alendronato no osso de rato e efeitos na ultraestrutura dos osteoclastos.* **J Clin Invest**. 88:2095-2105.

- Scanlon, V. C. (2007). *Essencial de anatomia e fisiologia.*5thEdn. **F. A. Davis Company,Philadelphia,USA**;p:263-268.

- Schindeler, A., McDonald, M. M., Bokko, P., e Little, D. G. (2008). *Remodelação óssea durante a reparação de fracturas: The cellular picture.* **Seminários em Biologia Celular e do Desenvolvimento.**19:459-466.

- Schmitz, J.P., e Hollinaer, J.O. (1986). *O defeito de tamanho crítico como um modelo experimental para não-uniões craniomandibulofaciais*. **Clin. Ortho. Rel. Res.** 205:299-308.
- Seeley, R.R., Stephens, T. D. e Tate, P. (2006). *Anatomia e Fisiologia*. 7th Edn. **Mc Graw Hill higher education**. capítulo 6:1-17.
- Seeley, R.R., Stephens, T. D. e Tate, P. (2007). *Essentials of anatomy and physiology (Fundamentos de anatomia e fisiologia)*. 8th Edn. **Mc Graw Hill ensino superior**.
- Seeman, E., e Delmas, P. D. (2006). *Qualidade do osso - o material e base estrutural da resistência e fragilidade óssea*. **N Engl J Med.** 354(21): 2250-61.
- Seibel, M.J., Eastell, R., Gundberg, C.M., Hannon, R. e Pols, H.A.P. (2002). *Marcadores bioquímicos do metabolismo ósseo*. 2nd Edn. Vol.2. **Academic Press, San Diego**. Pp:1543-1570.
- Seibel, M.J. (2003). *Marcadores bioquímicos da remodelação óssea*. **Endocrinol Metab Clin N Am**. 32:83-113.
- Seibel, M.J. (2005). *Marcadores bioquímicos do turnover ósseo, parte I: bioquímica e variabilidade*. **Clin Biochem Rev**. 26:97-122.
- Seibel, M.J. , Lang, M. , e Geilenkeuser, W.J. (2001). *Variação interlaboratorial dos marcadores bioquímicos da renovação óssea*. **Clin. Chem**. 47.1443-1450 .
- Sela, J. J. e Bab, I. A. (eds). (2012). *Cura da fratura óssea: Conceitos Gerais*. In: Principles of Bone Regeneration. **Springer Science+Business Media. Newyork**; Pp:1-8.
- Sen, C., r Gunes, T., Erdem, M., Koseoglu, R.D., e Filiz, N.O. (2006). *Efeitos da calcitonina e do alendronato na osteogénese de distração*. **Ortopedia Internacional (SICOT)**. 30: 272-277.

- Shetty, S., e Shetty, M. K. (2014). *Papel das proteínas morfogenéticas ósseas na regeneração periodontal: uma revisão.* **Jornal Internacional de Pesquisa Avançada.** 2(1):1066-1071.

- Silverman, S. e Christiansen, C. (2012). *Individualizando a terapia da osteoporose*. **Osteoporos. Int**. 23: 797-809.

- Silverman, S.L. (2008). *Calcitonin.* **Endocrinol Metab Clin North Am**. 32:273-284.

- Simone, B.N., Claudia, A.C., Tatiana, P.R., Janete, D.A., Regiane, A., Egberto, M., e Emilia Angela, L.A. (2010). *Efeito da terapia laser de baixa intensidade e da calcitonina no reparo ósseo em ratos castrados: um estudo densitométrico.* **Photomedicine and Laser surg**.28:45-49.

- Singh, A.P. (2009). *Cicatrização óssea primária e secundária em relação às fracturas*. **Projeto Bone and Spine.com**.

- Slovic, D.M. (2008). *Rastreio da Osteoporose em Mulheres na Pós-Menopausa.* In: Allan, H., Goro, l.L., Albert, G., e Mulley, J. (eds). Primary Care Medicine. 6th Edn. **Wolters Kluwer,USA**.Pp:1005.

- Smith, E.J., McEvoy, A., Little, D.G., Baldock, P.A., Eisman, J.A., e Gardiner, E.M. (2004).*Retenção transitória retenção transitória do tecido endocondral*

matriz cartilaginosa com tratamento com bifosfonatos num modelo de coelho de longa duração de osteogénese de distração. **J Bone Miner Res**.19:1698- 705.

- Smolec, O., Kos, J., Vnuk, D., Pirkic, B., Stejskal, M., Bottegaro, N.B., e Kreszinger, M. (2010). *Densitometria da mineralização do calo num defeito de tamanho crítico de um rádio de coelho.* **Vet. Arhiv.** 80 (5): 627-636.

- Srisubut, S., Teerakapong, A., Vattraphodes, T., e Taweechaisupapong, S. (2007). *Efeito da administração local de alendronato na formação óssea em enxertos de vidro bioativo em ratos*. **Oral Surg Oral Med Oral Pathol Oral**

Radiol Endod. 104:e11-e16.

- Stadelmann, V.A., Gauthier, O., Terrier, A., Bouler, J.M., e Pioletti, D.P. (2008). *Os implantes que administram bisfosfonatos aumentam localmente a densidade óssea periprotética num modelo de ovelha osteoporótica. Um estudo piloto.* **European Cells and Materials.** 16:10-16.

- Suthasiny, S., Arun, T., Theparith, V. e Suwimol, T. (2007). *Efeito da administração local de alendronato na formação óssea em enxertos de vidro bioativo em ratos.* **Oral Surg Oral Med Oral Pathol Oral Radiol Endod.**104: e11-e16.

- Szulc, P., e *Bauer*, D.C. (2013). *Marcadores bioquímicos de turnover ósseo na osteoporose.* In: Marcus, R., Feldman, D., Dempster, D. W. e Luckey, M. (eds). Osteoporosis. 4th Edn. **Elsevier Inc**. Pp:1573-1610.

- Tasman, U., Coskun, B., Dagdeviren, A., Bulut, O.E., e Koseoglu, O.T. (2006). *A comparação dos efeitos histológicos da hidroxiapatita porosa e da combinação hidroxiapatita/colagénio na cicatrização óssea a curto prazo.* **ARAŞTIRMA (Investigação).** 30(3):65-73.

- Livro Branco Técnico: Densitometria óssea. (2006). **Conferência dos Diretores de Programas de Controlo das Radiações, Inc. (CRCPD)**. E-06-5.P:1- 32.

- Tekin, U., Tüz, H.H., Onder, E., Ozkaynak, O., e Korkusuz, P. (2008). *Efeitos do alendronato na taxa de distração em mandíbulas de coelho.* ***J* Oral Maxillofac Surg**. 66:2042-9.

- Tella, S.H., e Gallaghera, J.C. (2014). *Prevenção e tratamento da osteoporose pós-menopausa.* **J. Steroid Biochem. MoLBioL** 142:15570.

- Toal, R.L., e Mitchell, S.K. (2002). *Cicatrização de Fraturas e Complicações.* Em: Thrall, D.E. (ed.).Textbook of Veterinary Diagnostic Radiology. 4th Edn. **Philadelphia: WB Saunders Co.**; Pp 161-78.

• Toker, H., Hakan Ozdemir, H., Ozer, H., e Eren, K. (2012) b. *Uma avaliação comparativa do tratamento sistémico e local com alendronato no enxerto ósseo sintético: um estudo histológico e histomorfométrico num modelo de defeito calvarial em ratos.* **Oral Surg Oral Med Oral Pathol Oral Radiol.** 114(5):S146-S152.

• Toker, H., Ozdemir, H., Ozer, H., e Eren, K. (2012) a. *O alendronato melhora a cicatrização óssea num modelo de defeito calvarial em ratos.* **Arquivos de biologia oral**. 57: 1545-50.

• Torres-Lugo, M., e Peppas, N. A. (2000). Sistemas de entrega transmucosa de calcitonina: uma revisão. **Biomaterials**. 21: 1191-1196.

• Vaananen, K. (2005). *Mechanism of osteoclast mediated bone resorption-rationale for the design of new therapeutics.* **Adv Drug Deliv Rev**. 57:959-971.

• Vahtsevanos, K., Kyrgidis, A., Verrou, E., Katodritou, E., Triaridis, S., Andreadis, C.G., Boukovinas, I., Koloutsos, G.E., Teleioudis, Z., Kitikidou, K., Paraskevopoulos, P., Zervas, K., e Antoniades, K. (2009). *Estudo de coorte longitudinal de factores de risco em doentes com cancro de osteonecrose dos maxilares relacionada com bisfosfonatos.* **J. Clin. Oncol.** 27: 5356-5362.

• Vasikaran, S., Eastell, R., Bruyère, O., Foldes, A.J., Garnero, P., Griesmacher, A., McClung, M., Morris, H.A., Silverman, S., Trenti, T., Wahl, D.A., Cooper, C., Kanis, J.A; Grupo de Trabalho sobre Padrões de Marcadores Ósseos da IOF-IFCC. (2011). *Marcadores de renovação óssea para a previsão do risco de fratura e monitorização do tratamento da osteoporose: necessidade de normas de referência internacionais.* **Osteoporosis Int**. 22:391-420.

• Veena, H.R., e Deepak, P. (2010). Avaliação de um aminobisfosfonato (alendronato) no tratamento de defeitos ósseos periodontais. **J. da Sociedade Indiana de Periodontologia.** 14(1): 40-45.

• Veigel, E., Moore, R. G., Zarrinkalam, M. R., Schulze, D., Sauerbier, S., Schmelzeisen, R., e Voss, P. J. (2011). *Osteopenia na área maxilofacial: um estudo em ovelhas*. **Osteoporos Int**. 22:1115-1121.

- Verron, E., e Bouler, J.M. (2014). *A terapia com bisfosfonatos é comprometida pelo surgimento de distúrbios ósseos adversos?* **Drug Discovery Today**. 19(3):312-319.

- von Rechenberg, B., Génot, O. R., Nuss, K., Galuppo, L., Fulmer, M., Jacobson, E., Kronen, P., Zlinszky, K., e Auer, J. A. (2013). *Avaliação de quatro cimentos ósseos biodegradáveis e injetáveis em um modelo experimental de perfuração em ovelhas*. **Jornal Europeu de Farmacêutica e Biofarmacêutica.** 85:130-138.

- Voss, A., Liese, S., Priemel, M., Catala-Lehnen, P., Schilling, A.F., Mueldner, C., Haberland, M., Rueger, J.M., Emeson, R.B., Gagel, R.F., Schinke, T., e Amling, M. (2005). *Desvendando a função fisiológica da calcitonina usando modelos de ratos geneticamente modificados.* [resumo]. **J Bone Min Res.** (Suppl.):1162.

- Wadhwa, M., Thorpe, R., Bird, C.R. e Gearing, A.J.H. (1990). *Produção de anticorpos policlonais e monoclonais contra o fator estimulador de colónias de granulócitos humanos (G-CSF) e desenvolvimento de imunoensaios*. **J. Immunol. Meth**. 128:211-217.

- Wallace, A. L., Makki, R., Weiss, J. B., Hughes, S. P. (1995). *Medição do fator angiogénico sérico em fracturas experimentais da tíbia desvascularizadas*. **J Orthop Trauma**. 9(4):324-332.

- Weikel, J.C., Bursell, S.E., Clermont, A. (2003). *Ghrelinpromotes slow wave sleeping humans.* **Am J Physiol Endocrinl Metab**. 284: 407-415.

- Weiss, R.E., Singer, F.R., Gorn, A.H., e Hofer, D.P. (1981). *Calcitonin stimulates bone formation when administered prior to initiation of osteogenesis.* **J. Clin. Invest**. 68: 815-818.

- Wermelin, K., Suska, F., Tengvall, P., Thomsen, P., e Aspenberg, P. (2008). *Os parafusos de aço inoxidável revestidos com bisfosfonatos proporcionaram uma fixação mais forte e mais osso circundante. Histomorfometria em ratos.* **Bone**. 42:365-371.

- Wimalawansa, S.J. (2010). *Calcitonina: História, Fisiologia, Fisiopatologia e Aplicações Terapêuticas*. Em: Orwoll ES, Bilezikian JP, e Vanderschueren D (eds). Osteoporosis in Men. The Effects of Gender on Skeletal Health.2nd Edn. **Elsevier Inc**;Pp:653-66.

- Woitge, H.W. e Seibel, M.J. (2001). Marcadores bioquímicos para avaliar a renovação óssea. **Osteoporosis**. 27(1):49-80.

- Organização Mundial de Saúde (OMS). (2003). *Prevention and Management of Osteoporosis*. **Genebra, Suíça**: (Série de Relatórios Técnicos; nº 921).

- Wulsten, D., Glatt, V., Ellinghaus, A., Schmidt-Bleek, K., Petersen, A., Schell1, H., Lienau, J., Sebald, W., Ploger, F., Pe Seemann, P., e Duda, G. N. (2011). *Cinética temporal da cicatrização de defeitos ósseos em resposta a BMP-2 e GDF-5 caracterizada por biomecânica in vivo.* **European Cells and Materials**. 21: 177-192.

- Yaffe, A., Binderman, I., Breuer, E., Pinto, T., e Golomb, G. (1999). *Disposição do alendronato após administração local numa mandíbula de rato.* **J Periodontol**.70:893-5.

- Yaffe, A., Fine, N., Alt, I., e Binderman, I. (1995). *O efeito do bisfosfonato na reabsorção óssea alveolar após cirurgia de retalho mucoperiosteal na mandíbula de ratos.* **J Periodontol**.66:999-1003.

- Yaffe, A., Iztkovich, M., Earon, Y., Alt, I., Lilov, R., e Binderman, I. (1997). *A administração local de um amino bisfosfonato previne a fase de reabsorção do osso alveolar após cirurgia de retalho mucoperiosteal em ratos.* **J Periodontol**.68:884-9.

- Yang, J. R., Chiou, A., Ruprecht, J., e Vicario, L.A. (2002). *Um novo dispositivo para medir a densidade dos ossos maxilares.* **Radiologia**

Dentomaxilofacial. 31: 313-316.

- Yudaniayanti, I. S., Nangoi, L. e Soepraptini, J. (2014). *Correlação da atividade sérica de ALP com o processo de cicatrização de fraturas de femoral em ratos utilizados extrato de cissus quadrangularis como terapia*. **J Phys Pharm Adv.** 4(1): 298-302.

- Zheng, L. T., Wen, J. Z., Dong, X. W., Jia, M. C., Hong, M., e Dan, R. W. (2013). *Um estudo experimental que aborda a promoção da reparação de defeitos mandibulares através da injeção subcutânea intermitente de hormona paratiroideia*. **J Oral Maxillofac Surg** :1-12.

BIOGRAFIA DOS AUTORES

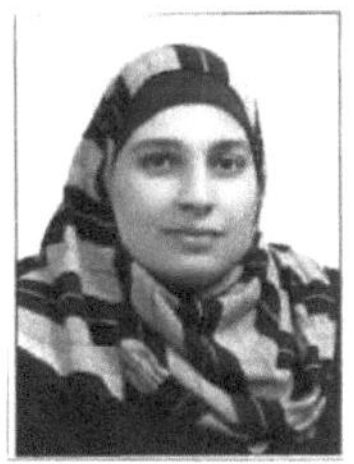

Wafaa K. A. Fathi é professora assistente no departamento oral e maxilofacial da Faculdade de Medicina Dentária da Universidade de Mossul, Iraque. Obteve a licenciatura em Medicina Dentária na Faculdade de Medicina Dentária da Universidade de Mossul, no Iraque, o mestrado em cirurgia oral e maxilofacial na Universidade de Mossul, no Iraque, e o doutoramento em cirurgia oral e maxilofacial na Universidade de Mossul, no Iraque. Publicou onze trabalhos de investigação em revistas académicas nacionais e internacionais. Os seus interesses de investigação incluem a cirurgia oral e a cirurgia maxilofacial. Correio eletrónico:

wafaa khalil65@yahoo.com

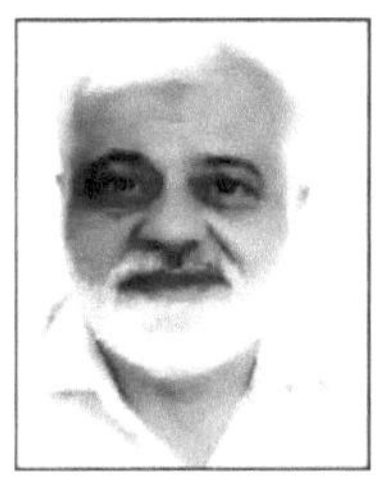

Mohammed K. Hasouni é professor no departamento de cirurgia oral e maxilofacial, Faculdade de Medicina Dentária, Universidade de Mosul, Iraque. Obteve o grau de BDS na Faculdade de Medicina Dentária da Universidade de Bagdade, Iraque. E F.D.S.R.C.P.S. da Universidade de Glasgow, Londres. Tem trinta artigos de investigação publicados em revistas académicas nacionais e internacionais. Os seus interesses de investigação incluem a cirurgia oral e a

cirurgia maxilofacial. É Diretor do Centro de Mosul do Conselho Iraquiano de Especialização Médica em Cirurgia Oral e Maxilofacial. Correio eletrónico: drmkhhas@gmail.com

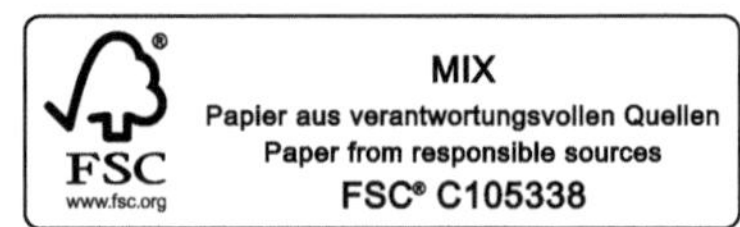

Printed by Books on Demand GmbH, Norderstedt / Germany